婴幼儿
养育和早期教育
实用手册

鲍秀兰等 著

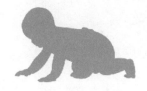

2020新版

中国妇女出版社

图书在版编目（CIP）数据

婴幼儿养育和早期教育实用手册 / 鲍秀兰等著 . ——
2 版 . —— 北京：中国妇女出版社，2020.8（2022.7重印）
ISBN 978-7-5127-1869-2

Ⅰ . ①婴…　Ⅱ . ①鲍…　Ⅲ . ①婴幼儿－哺育－手册②
早期教育－手册　Ⅳ . ① R174-62 ② G610-62

中国版本图书馆 CIP 数据核字（2020）第 098323 号

婴幼儿养育和早期教育实用手册

作　　者：	鲍秀兰等　著
责任编辑：	陈经慧
封面设计：	尚世视觉
责任印制：	王卫东
出版发行：	中国妇女出版社

地　　址： 北京市东城区史家胡同甲 24 号　　　邮政编码：100010

电　　话：（010）65133160（发行部）　　　65133161（邮购）

网　　址： www.womenbooks.cn

法律顾问： 北京市道可特律师事务所

经　　销： 各地新华书店

印　　刷： 三河市祥达印刷包装有限公司

开　　本： 170×240　1/16

印　　张： 18.75

字　　数： 260 千字

版　　次： 2020 年 8 月第 2 版

印　　次： 2022 年 7 月第 4 次

书　　号： ISBN 978-7-5127-1869-2

定　　价： 59.00 元

本书特约作者

中国科学院　心理研究所研究员　茅于燕

主　　编：鲍秀兰　王丹华
执行主编：孙淑英　刘维民

本书作者

中国医学科学院北京协和医院　鲍秀兰　王丹华
首都儿科研究所　孙淑英　李　辉
北京大学第一医院　周丛乐
首都医科大学附属北京友谊医院　任世光
中国疾病控制中心妇幼保健中心　王惠珊

中国优生优育协会实验基地
宝秀兰儿童早期发展优化中心

刘维民　吴菊英　马　磊　刘路路
马慧芳　韩晓菡　王　元　朱晓文
李建颖　柴雪静　王　珍　甘华璇

北京燕化医院　孙金涛

前　言

　　每对年轻的父母有了自己心爱的宝宝，心中会无比欣喜，还有较年长的父母，有了第二个宝宝，对第一个宝宝养育的记忆已经淡忘了，在感到幸福的同时会茫然不知所措。他们首先关心的都会是宝宝的养育问题，会关注如何喂养和护理宝宝，使他健康成长。本书将从医学的角度给予科学的养育指导。另一方面，大多数父母还没有意识到教育应何时开始。其实新生儿从出生开始已经具备了会看、能听和模仿面部表情等奇妙能力，所以教育应从新生儿开始，这已经列入我国儿童发展纲要。如何从新生儿开始进行早期教育呢？有什么理论依据，有什么好处，具体应如何进行？本书将从养育和早期教育结合的角度给予具体指导，使你的宝宝在体格、运动、认知、情感和交往等方面从出生开始就得到最优的发展，这种发展将对他的终生有持久的影响。

　　为了便于家长阅读和应用，本书按月龄段进行编写，从婴幼儿运动、手的精细动作、语言、认知、社会交往和行为培养等各个方面，给父母讲解科学养育和早期教育的具体方法，回答父母在养育过程中常遇到的问题，如生长发育指标、喂养、睡眠、胃肠道问题和预防接种等。多年来我通过网络为大家解答最常遇到的育儿问题，如缺钙、湿疹等常见病的防治，行为问题的预防和处理，各年龄段的安全问题等。这些问题在本书中也均有介绍。

早期教育需要医生和孩子的家庭组成联盟，家庭的积极参与是实施早期教育成功的关键。

　　本书阅读对象为新生儿、婴儿父母以及从事早期教育的儿科医护人员和儿童保健医生。因为是初版，有不到之处，请读者批评指正。

鲍秀兰

2015年1月

再版前言

　　《婴幼儿养育和早期教育实用手册》出版已经5年了，现根据需求进行再版。此书是从出生到3岁，按照月龄、年龄段以通俗易懂的问答形式呈现，受到家长的欢迎，使家长感到有问题可以在书中很容易找到答案。有的家长将书放在床头，随时可以翻阅，解决困惑的问题。

　　本书的婴幼儿养育理念、喂养方法、常见疾病的防治和早期教育的方法对正常婴幼儿的家长同样有指导意义。

　　再版新书基本上保持原版的内容，增加了在这个领域的一些新进展，如早期发展的五大保护因素，回应性养育的重要性；根据在临床工作中家长经常提出的问题，如正常出生的婴儿会不会患脑瘫，孩子头后仰、"飞机手"会不会有脑瘫等问题进行了说明，使家长解除顾虑，以放松的心态养育孩子；对于早产儿喂养方面指导进行了补充和修改。

　　本书献给全国广大高危儿的家长，以及从事早期干预的儿科医护人员和儿童保健科医生。希望对你们有所帮助，这是我最大的心愿。

　　本书书写有不到之处请批评指正。

鲍秀兰

2020.7.6

目　录

01 概述和新进展

02　新生儿期

03　1～2个月

04 3 ～ 4 个 月

05 5～6 个月

06　7～8个月

07 9 ~ 10 个月

08 11 ~ 12 个月

09　1 ~ 2 岁

10 2 ～ 3 岁

01

概述
和
新进展

001　什么是最佳人生开端

2001年，联合国原秘书长安南提出：每个儿童都应该有一个尽可能好的人生开端；每个儿童都应该接受良好的基础教育；每个儿童都应有机会充分发掘自身潜能，成长为一名有益于社会的人。

同期，联合国儿童基金会原执行主任卡罗尔·贝拉米指出，在孩子出生后的前36个月，大脑的信息传递通道迅速发育，支配孩子一生的思维和行为方式的运动神经元处于形成阶段。当孩子学习说话、感知、行走和思考时，他们用以区分好坏，判断公平与否的价值观也正在形成。毫无疑问，这是孩子一生中最容易受外界影响的阶段，也是最需要社会关怀的时期。显然，人生开端是指0～3岁儿童的早期阶段。

002　如何使你的宝宝拥有最佳的人生开端

所有父母都希望自己的宝宝有一个最佳的人生开端，应该如何做呢？首先应从孕期开始，做好孕期保健是基础。宝宝出生后应该有充分合理的营养，特别要强调母乳喂养，让宝宝吃好、睡好、长得好；做好预防接种，少生病，使孩子有一个健康、强壮的身体。同时，父母还要懂得婴幼儿智力和心理发展的规律。从宝宝出生开始，父母应学会理解新生儿，满足宝宝的需求，开始建立良好的亲子依恋关系；为孩子创造一个充满爱心、有丰富的感知觉刺激、安全的、能自由探索的环境。宝宝在这样一个良好的环境中成长，才能拥有一个最佳的人生开端。

003　什么是早期教育

　　人的发展是遗传和环境相互作用的结果。早期教育是一种有组织、有目的的环境丰富的教育活动，按照婴幼儿运动、智能和情绪发育的规律，促进婴幼儿全面发展，使他们的潜能得到最大程度的发挥。早期教育是以家庭为中心，父母为第一责任人，早期教育工作者将婴幼儿运动、智能和情绪发育的规律知识教给家长，指导家长创设丰富的环境，如语言环境、能自由活动的必要条件、游戏的方法和温馨的情感氛围，用科学的方法促进婴幼儿全面发展。

004　为什么教育最好从新生儿开始

　　婴幼儿时期是心理发展最迅速的时期，年龄越小，发展越快。在3岁以下，特别是0~1岁，婴儿的智能发展日新月异。学习能力是有关键期的。关键期是指某种知识或行为经验，在某一特定时期或阶段中最易获得和形成的时期，错过这个时期，就不能获得或达不到最高的水平。

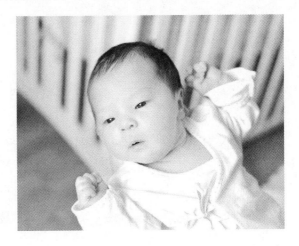

　　孩子智能发展的基础是大脑，生后头几年是大脑发育最迅速的时期。新生儿脑重约370克；6个月时增至700克左

右，约为出生时的2倍（为成人脑重的50%）；2岁时约为出生时的3倍（成人脑重的3/4）；4岁时约为4倍，已与成人接近，但体重仅为成人的27%。因此，大脑是先发育的。人脑中的神经细胞增殖期是从妊娠头3个月至生后1岁，过了此时期，神经细胞不再复制或再生，而维持神经细胞的营养、传导等的支持细胞的增殖是从妊娠后期延续至生后2岁。

005 为什么要重视0～3岁儿童早期教育

中国有句古话："3岁看大，7岁看老。"这是有科学依据的。随着我国经济的发展，现在有条件将0～3岁早期教育提到日程上来了。

2010年5月5日，国务院通过《国家中长期教育改革和发展规划纲要（2010—2020年）》，纲要中提出："要重视0～3岁婴幼儿教育。"

《中国儿童发展纲要（2011—2020年）》中关于儿童与教育也提出："促进0～3岁儿童早期综合发展；积极开展0～3岁儿童科学育儿指导；为0～3岁儿童及家庭提供早期保育和教育指导。"

006 早期教育应注意些什么

早期教育的关键是"早"，早期教育在具体实施过程中又有许多值得注意的地方。

（1）要有正确的指导思想。早期教育的目的是尽可能地早期开发孩子的潜力，使孩子在各方面的才能都得到充分的发展，而不只是使孩子尽早地掌握某种知识或技能。例如，早期教育的过程中选用音乐、数字或文字为教育材料，其目的只是以此为媒介，为孩子提供丰富的早期刺激机会，促进孩子的神经系统特别是大脑的充分发育，提高孩子接收外界信息的速度和深度。

（2）要了解儿童身心发展的规律和特点。虽然在开发儿童的智力时，怎样早都不过分，但实施的时机还是非常重要的。这需要父母在实施早期教育之前，应先对儿童心理学的有关知识有一个初步的了解，对儿童的身心发展有比较清楚的认识，知道儿童心理的不同侧面各自发生发展的规律、特点及其有关的影响因素等。在此基础上，父母采取正确的教育手段，才能使早期教育真正收到效果。

（3）为孩子提供的刺激要丰富多彩。例如，胎教时除了用音乐刺激外，还应该经常抚摸孕妇的腹部以刺激胎儿的触觉发展。出生以后，要为视觉、听觉、触觉、味觉、嗅觉和平衡觉等感觉通道提供多方面刺激。

（4）要以能使孩子感到愉快为主。早期教育只是成人的理解，在孩子的世界里是不存在这样的词汇的。这就是说，一切被成人看成是早期教育的活动，在孩子看来都只是丰富生活的活动而已。换句话说，在实施早期教育时不能让孩子感到有任何负担和压力，不能让孩子觉得那是一件非做不可的事。当然，如果这种学习成了习惯，孩子就会自觉地认为那是一件非做不可的事。

（5）早期教育不只是为了开发智力，主要任务是培养良好的个性和适应生活、适应社会的能力，使孩子将来成为能为社会接受，并对社会有用的人才。

（6）不能急于求成。早期教育的作用是巨大的，但其收效可能是缓慢的。做父母的一定要认识到这一点。千万不能今天对孩子进行教育，明天就希望看到奇迹。

007   早期教育有效果吗

　　1997年，北京协和医院和北京方庄社区医院合作，他们以1997年6月1日出生的居住在方庄社区的新生儿作为早期教育组，以1997年6月1日以前1年内出生的婴儿为对照组，展开了一项研究。在对新生儿家庭访问时，他们对新生儿做了行为测查，指导家长开始进行早期教育：1~6个月结合常规保健，每月进行早期教育指导；7~12个月每2个月指导一次；1~2岁每3个月指导一次；定时给家长讲课。教材为笔者主编的《0~3岁儿童最佳人生开端》书和光盘。这次研究实践活动取得了良好的效果（图1）。

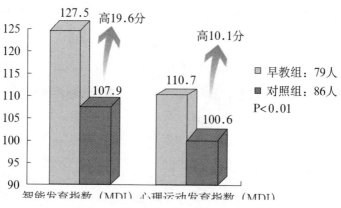

图 1　北京方庄社区 0~2 岁婴幼儿早期教育研究结果

008   怎样才是爱孩子

　　爱是一种崇高的感情。这里说的爱孩子主要说的是母爱。母爱是人世间最伟大而无私的爱，是教育的基础。缺乏母爱的孩子心理发育可能会不正常。心理学家根据对在第二次世界大战中失去父母的数千名儿童的调查得出结论：失去父母的儿童心理发展会受到极大的影响，这种影响不可逆转。但是，母亲对孩子的爱又不能毫无克制、毫无理智。在孩子开始懂事的时候如果对孩子百依百顺，替孩子做所有的事，并不是真正地爱孩子。法国启蒙运动思想家卢梭曾说过："你知道用什么方法一定可以使你的孩子成为不行的人吗？这个方法就是百依百顺。"正确的爱要有理智，能控制自己的感情，要从孩子长远的利益和国家社会的需要来培养孩子。

什么是溺爱呢？那就是爱孩子无度，从眼前利益出发满足孩子的一切要求。心理学研究表明，独生子的许多缺点，如自私、骄傲、娇气、独立性差、与小朋友不合作、经不起挫折、意志薄弱等，基本上都是由于父母的溺爱、教育不当造成的。所以，理智的爱是孩子正常发展所必需的。

009　为什么音乐对孩子有积极的影响

音乐对孩子的发展有积极的影响，可以从以下两方面来说明。一方面，神经解剖学的研究已初步揭示了左右脑在人类智力活动中的相互关系和不同分工。这种分工主要表现为左脑主管数学、语言或符号等抽象思维，而右脑则主管音乐、图形等形象思维。因此，音乐刺激可能对右脑神经细胞的生长有促进作用，增强神经元的活动性，充分发挥大脑右侧的功能。另一方面，研究还表明，在几乎所有的智力活动中，左右大脑并不是独立工作，而总是协调发挥作用的。这种协同作用是由联络左右两半球的胼胝体（位于大脑两半球的底部）来完成的。音乐刺激右脑功能的同时也促进了两半球联络的功能，依次增进了左脑的功能，从而提高了整体的智力活动水平。因此，音乐对孩子的积极影响可以归纳为：第一，提高孩子的音乐素质，这是音乐刺激可能产生的最直接的结果；第二，刺激神经系统，促进大脑的发育，使大脑机能得到充分发挥，提高儿童整体的智力活动水平。

O10　如何按照婴儿运动发育的规律促进其运动发育

从运动方面说，父母要学习婴儿运动发育的规律，学会按月龄促进婴儿运动发育的方法。婴儿运动发育的规律是头尾方向，即竖头—翻身—坐—爬—站—走。为了促进运动发育，生后头3个月，白天要经常让宝宝俯卧，促进抬头运动的发展；3～4个月应练习翻身；5～6个月要让宝宝练习坐一坐；7～8个月开始练

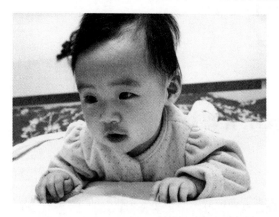

习扶着站立和扶着跳动；9～10个月练习扶着迈步；11～12个月练习独立站和扶着走等。手的动作发展是由不自主到自主，由粗大到精细运动发展。宝宝3～4个月开始练习伸手抓物，5～6个月会大把抓握，逐渐学会抓小的物品，10个月会用拇指、食指对捏捏取小物品。按照这些运动发育的规律，父母可以给孩子创造活动的场所，准备一些适宜的玩具，用做游戏的方式促进宝宝运动发展。

O11　父母过度保护、限制婴幼儿运动有什么不良后果

曾经有位家长带着一个2岁的孩子来找我看病，说孩子走不稳，也不会跳，

问孩子是不是患了脑瘫？我详细问孩子的出生情况，母亲孕期是健康的，足月出生，分娩的过程也很正常，新生儿期没有任何疾病，孩子的身高、体重也是正常的，因此不会有脑损伤的可能性。经过详细的体格检查，没有任何脑瘫的迹象。然后我问他："你怎么带养孩子的？"他说家里有5个人带养孩子，有爸爸、妈妈、爷爷和奶奶，还有一个保姆，平时生怕他摔了、磕了、碰了，所以抱得很多，让他活动得很少。通过综合的分析，我认为这个孩子运动发育落后是由于保护过度、不给孩子自由活动的机会引起的。我告诉他以后要在适当保护的情况下，多让孩子练习走、跑，多活动，他的运动能力就会正常起来。

另外一个孩子，6个月了还不会翻身，不会坐，不会伸手抓物品，被家长怀疑是脑瘫患儿。这个孩子也是正常出生，没有任何高危因素，体格检查未发现任何肌张力或反射异常。我问孩子的妈妈是如何养育孩子的。他妈妈说，6个月前一直让孩子平躺着，并且把双手盖在被子里面。通过运动训练，这个孩子1个月后就会翻身和坐了，他的发育落后很可能是家长缺乏养育知识造成的。

这样的例子很多。有的家长到孩子4～5个月不敢让孩子坐起来，怕损坏腰部；孩子8～9个月不让站，怕引起腿的弯曲。以上这些情况都是由于缺乏婴儿运动发育的知识，用错误的做法阻碍了孩子正常的运动发育。运动发育延迟将对孩子的认知发育产生不利的影响，在一定程度上会影响孩子潜能的正常发展。

012　早期教育如何促进语言发育

语言是人类的一种本能，全世界的孩子，无论说哪国语言，说话的步骤都一模一样，学会说话的时间也接近。

宝宝语言发展的顺序为：新生儿用哭声和成人交流；2个月发 a、o和e等元音；3～4个月会发咿咿呀呀等音，能用语音应答成人；5～6个月会发 g、k、b

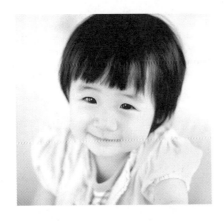

和p等辅音，偶尔发拼音ka—ka和la—la；7~8个月发ma—ma和ba—ba音，但无所指，能听懂"不"；9~10个月发ma—ma和ba—ba音，有时有所指，懂词语和动作的联系；11~12个月发出较多字音，不同音节连续发音，出现"难懂的语言"。

但是，宝宝必须生活在语言的环境中才能学会语言。所以，父母应创造丰富的语言环境，促进宝宝语言发展。如果父母对宝宝发音给予回应，宝宝的语言就发展得快。当婴儿发音时，父母应模仿宝宝的语声并给予回应，这样做会激发宝宝发音的兴趣。相反，父母不予理会，有可能抑制宝宝发声的次数，对语言发展不利。在婴儿开口发出"妈妈"音时，妈妈应积极回应，如得不到肯定的回应，婴儿可能会把"妈妈"的词搁下，几个月都不再说它，也许退回到无意义的咿咿呀呀。

儿语有利于小婴儿学语言。什么是儿语？儿语的特点是发音清晰、吐字缓慢、声调较高、带有感情、句子短而重复多，如"宝宝！妈妈——爱你！"这种语言有利于婴儿分辨语音，贮存在脑中。妈妈对宝宝说儿语期间，仍可用缓慢正常语句，待宝宝1岁左右时完全用正常语句代替儿语。妈妈和宝宝在一起时，做什么动作就说什么，见到什么物体就说这个物体的名称，这样容易使宝宝懂得语言的含义。

013　语言发育有关键期吗

语言对人类智力发育具有极重要的意义。语言学习存在关键期，为了能正常地学会语言，人必须从出生开始接触正常的语言环境，不同国家的婴儿在不同语言环境中自然地学会不同国家的语言。婴儿的大脑在出生后就有区分语言刺激与其他刺激的能力，在宝宝出生后甚至在出生前，语言活动就优先地在大脑左半球发育。随着大脑的发育，和语言活动对应的大脑皮层结构不断经历专门化的过程。0～3岁是大脑发育最快的时期，也是儿童语言学习最重要的时期。5岁是语言潜能发展的高峰。6～7岁以后，语言学习能力加速度衰退。如果儿童在青春期前没接触到正常语言环境，其左半球语言潜能消失，将不能获得正常的语言能力。

例如，印度"狼孩"卡玛拉，8岁被美国牧师辛格从狼窝中救回，在人类社会活了10年，仍不会说话，只会狼嚎和爬行。这是因为她错过了语言关键期，导致语言能力及智力的破坏不可逆转。

014 为什么孩子2岁还不会说话

有一位妈妈带着她2岁的孩子找我看病，说孩子还不会说话。我详细问了她的妊娠和分娩史，都是正常的。新生儿期也没有脑损伤，听力是正常的，口腔内的结构也没有异常，可以排除语言障碍的有关原因。然后我问是谁带孩子？她说一直是自己在带孩子。我问她平时和孩子说话吗？她说她不和孩子说话，因为认为孩子听不懂，也不会说，所以没有必要和他说话。这位妈妈说一天从早到晚忙着做家务，还要照管孩子，自己很忙，没有时间和孩子说话。通过了解，我找到了这个孩子不会说话的原因是缺乏语言环境。如聋哑人抚养的孩子就不会说话，只会手势语。其实孩子生下来就有听声音的能力，大脑中有语音发展的先天装置，但是孩子必须在一个正常的语言环境中才能学会语言。如果母亲在养育他的同时经常和他说话，告诉他自己在做什么，看到什么说什么，孩子就很自然地能够听懂语言并且学会说话了。所以，我感到非常遗憾，这位妈妈由于缺乏知识，失去了培养自己孩子语言能力的机会。即使以后他能学会说话，他的语言潜能发挥也受到了不利的影响。语言是表达思想和交往的工具，语言落后将严重影响孩子今后智力的发展。以上的例子并不少见，只是程度不同而已。

015　视觉发育有关键期吗

脑科学研究表明，大脑的发育过程存在着关键期，大脑在此时期对外界刺激非常敏感，大脑在结构和功能上有很强的适应和重组能力。视觉系统的发育是最典型的例子。婴儿从出生起，缺乏有效视觉刺激（如先天性白内障），视觉脑细胞便萎缩或转而从事其他任务。如果视觉在3岁前得不到恢复，患儿将永久失明。这和成年人白内障不同，如老年人白内障可以做手术，置换晶体后可以重见光明，但是孩子即使置换晶体也将永久丧失视觉功能。

医学史上曾报道：意大利一名6岁男孩，一眼失明，原因不明，眼科检查这只眼睛是完全正常的。最后真相大白，原来当他还是婴儿时，在视觉发育的关键期，为了治疗轻微的感染，他的眼睛被绷带缠了2周，这样的治疗对于已经成熟的大脑不会有影响，但对发育中的婴儿大脑来说影响就非常严重。由于缠绷带的那只眼睛暂时不工作了，脑内相应的神经细胞发生萎缩，从而造成这一悲剧。

对猴子进行的试验表明，视觉发育最敏感的关键期是出生后的6～8周，至于人的视觉发育关键期是在生后半年内，一般认为可以长达4～5年，甚至更长。

016　从新生儿开始如何促进视觉的发育

新生儿生下来就会看，但是视焦距调节能力差，只能看清楚距离眼睛20厘米的物体，视敏度是成人的1/10。视焦距调节能力随着月龄的增加明显改善，到6个月的时候达到成人的水平。新生儿喜欢看人脸、红色的东西，黑白相间的棋格盘和靶心图也能引起他的注意。2个月的婴儿能区分红色和绿色，3个月能区分红、绿、蓝三色，4个月的婴儿已经能分辨光谱上的各种颜色，说明这时婴儿的颜色视觉已经接近成人水平。

对婴儿进行的视觉刺激要根据他们月龄发育的特点进行：新生儿期可以给他看妈妈的脸，妈妈的脸凑近新生儿，当他注视妈妈的时候，妈妈的头慢慢向一侧移动，他会慢慢追视妈妈，也可以用同样的方法给他看红球（图2、图3）或黑白相间图形的卡片；给3~4个月的孩子看的图画或玩具颜色可以有红、绿、蓝等纯正的颜色，4个月以后可以用各种过渡色的图画或玩具。在孩子觉醒的时候，要让孩子多做视觉练习，可以促进孩子视觉发展。

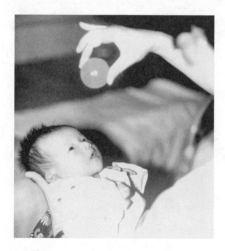 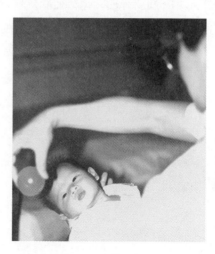

图2　宝宝抬头看头上方的红球　　　图3　宝宝正在看移动的红球

017　为什么孩子不爱看人脸

有的家长因为孩子不爱看人脸来找我看病，通过检查眼睛没有问题，大脑也没损伤。家长反映，孩子只喜欢看卡片，左右追视非常好，但是当人脸和他对视时，他就躲避不注视。当我追问家长时，才知道他们天天用卡片训练孩子的视觉，所以使孩子对视觉的喜好偏移了。通过指导，家长停止给宝宝看卡片，让宝宝多看父母的脸，经常和宝宝面对面对视和逗引，大约半个月后，这些孩子就能看人脸了。这可能是婴儿早期接受不正常的视觉训练从而对大脑产生的影响。曾经有一个动物实验的例子可以说明：把幼猫放在只有竖的黑白条纹视觉环境中试养一段时间，它的视觉皮层大多数神经细胞只对竖的黑白条纹起反应，对别的形状就不起反应了。这个例子说明，在视觉系统早期发育过程中，视觉经验在塑造着大脑皮层的神经细胞。视觉经验可以改变视觉皮层神经细胞的敏感性。如果家长在孩子出生2~3个月内很少和孩子面对面注视，就会影响孩子注视人脸的能力。所以，在孩子出生后2~3个月内，首先应该多看人脸，然后可以看黑白卡和颜色纯正的图片卡或玩具。孩子面对面注视抚养人的脸，与大人进行情感交流非常重要。

018　正常出生的婴儿也可能发展为智力落后的儿童吗

一个人智力的发展，除了先天遗传因素和出生前后损伤因素影响外，更重要的是环境和教育因素。婴儿如果在出生以后缺乏母爱，在生后头一年内感觉刺激很少，以后又缺乏教育，很可能发展为智能落后。然而，生活在良好的环境中又能接受早期教育的儿童，他们的发展水平通常比缺乏早期教育的儿童明显要好。郑子健等人在1999年对陕西省巴山区智力落后儿童的原因进行调查，发现社会文化条件落后、父母文化程度低、家庭养育方式不当，是造成该地区儿童智力落后的主要原因。

019　如何预防因心理、社会因素造成的智力落后

我们早于1989年在北京地区做了0～2岁婴幼儿早期教育的研究，发现早期教育可以预防因心理、社会因素造成的智力落后。

我们将出生于协和医院的正常新生儿分为两组，早教组62名，这些孩子自出生至2岁，家长一直对他们进行早期教育。全过程按我们自己编制的教学大纲进行，包括为家长示范新生儿有视听能力，指导家长从孩子新生儿期开始对其进行丰富的环境刺激。随后定期家访和召开家长会，对家长进行早期教育方法的指导。同期设116名正常新生儿为常规育儿组，在体格发育、父母文化、家庭环境以及接受保健措施等方面均与早教组无显著差别。两组婴幼儿均随诊到2岁，用盲法做智力测查（即测查者不知道被测对象属哪一组）。结果显示，早教组孩子的平均智力发育指数比常规育儿组的孩子高8.7分，统计学测定结果差别非常显著。早教组无一名智力低下幼儿，而常规育儿组有6.2%的幼儿智力低于正常。因为两组原来都为正常儿，已经排除疾病因素，因此，常规育儿组中出现智力低下儿的原因可能为父母忽视早期教育所致。所以，早期教育不但能促进婴幼儿的智力发育，而且可预防因心理、社会因素引起的智力低下（图4）。

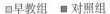

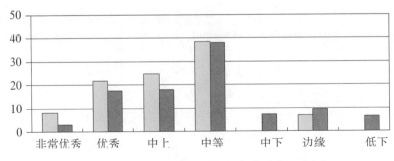

图 4 早教组和对照组 2 岁智能分级比较

O20 不同气质的孩子有什么表现

按照托马斯和切斯（Thomas and Chess）的系统研究，婴儿气质有9个维度：

（1）活动水平：表现在换尿布时移动的速度，穿衣、吃东西的速度，玩耍时是否好动。

（2）生后节律：睡眠、吃饭、大小便是否规则。

（3）注意分散度：玩耍时用其他物品吸引他是否分心，没有给他想要的东西是否哭闹。

（4）趋避性：初次用奶瓶是否喜欢，接近陌生人是否喜欢。

（5）适应性：换尿布是否愿意，以前没有吃过的食品是否愿意吃。

（6）注意广度和持久性：想吃奶时是否接受喝水，对喜欢的玩具是否玩很长时间，是否坚持玩智力玩具，并直到最后完成。

（7）反应程度：饥饿时是低声哭泣还是大哭，从头顶穿脱衣服是否无所谓。

（8）反应阈限：对声音反应是否迅速，对喜欢和不喜欢的实物是否在乎。

（9）心境：吃完奶后是否无缘无故烦恼。

根据以上维度的不同组合，归纳为3种气质类型：

（1）容易抚养型：表现为生活有节律，愉快情绪多，对心仪的刺激反应积极，容易适应环境。此型占40%。

（2）抚养困难型：表现为生活节律不规则，睡眠、喂食、排泄不规律，负面情绪多，对心仪的刺激反应消极，较难适应新环境。此型占10%。

（3）发动缓慢型：表现为活动性、适应性和情绪反应都较慢，情绪经常不太愉快，但是在没有压力的情况下，对心仪的刺激会慢慢感兴趣，并慢慢活跃起来。此型占15%。

其余35%具有以上2种或2种以上类型混合的特点，可称为混合型。

021　不同气质的孩子应如何养育和教育

气质是相对稳定的先天特性，但在环境作用下一定程度上是可以塑造的，而这种先天特性的改变需要长期的耐心坚持及适当的抚养和教育方法。方法的核心关键是父母的态度是否适合于婴儿原有的气质特征。亲子关系的核心，在婴儿早期是亲子之间建立安全依恋关系，父母通过爱抚对婴儿产生影响，婴儿通过感情应答和感受，对父母建立安全的依赖感。这是亲子之间双向的感情—社会性交往，对父母的信赖感是婴儿有可能接受父母施以改变其不良适应气质特性的重要基础。因此，无论哪种气质的婴儿，在安全依恋中均能使他们更好地适应。没有建立安全依恋的婴儿必然只表现其原有的气质特性，并加强和巩固这种特性。由此可见，父母对

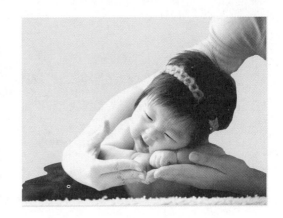

婴儿赋予爱、精心护理和敏感反应有助于婴儿的良好适应，包括改变、纠正其适应不良的特性。

气质具有先天基础，它在人的性格上打下烙印，然而环境的作用在一定程度上改变着它，因而社会化的进程和质量具有重大的教育意义。亲子关系是婴儿社会化的重要渠道，亲子关系的建立有可能受婴儿气质特性的影响。比如，困难型的婴儿会影响母亲的爱心、耐心和教育方式，从而干扰婴儿气质向着良好方向发展；反之，良好的亲子关系有助于改变其困难气质，有利于建立适应性强的性格和社会行为。我们的研究课题"婴幼儿健康人格的培养研究"证明，通过指导父母建立安全依恋和良好的亲子关系，使难抚养和中间难抚养型婴儿减少了51%，易养型增加了41%。

022　什么是依恋？依恋有不同类型吗

对孩子来说，依恋是孩子开始对经常照管他的人产生一种依赖，就是说对谁最亲。一般来说，孩子到8～9个月时对妈妈最依恋，如果妈妈要离开，他就会哭闹，就喜欢妈妈抱。这些行为说明这个孩子已经开始形成依恋了。这种依恋到13个月左右到达最高峰。

依恋主要有3种类型：

安全型

此类型孩子表现为妈妈在旁边，孩子可以自己玩一会儿，他可以自己爬去找玩具，在去的过程中，他会回头看妈妈，不断地和妈妈交流，将妈妈作为安全基地。

回避型（或冷漠型）

此类型孩子表现为对妈妈不亲。这类孩子很少关心妈妈离开，多数时间自己玩儿，妈妈回来时自动回避和妈妈交往，妈妈抱他时会挣脱或移开身体，不愿意看妈妈，愿意自己玩儿。对陌生人甚至比对妈妈的回避还要少一些。

矛盾型

此类型孩子对妈妈的态度很矛盾，表现为对妈妈离开十分警惕，妈妈离开后极端痛苦，但妈妈回来时表现出矛盾情绪，一方面很亲近，当妈妈亲近时又生气地拒绝，要花很多时间才能平静下来，然后将更加黏着妈妈，生怕她离开。这种孩子送幼儿园时可能哭闹很长时间。

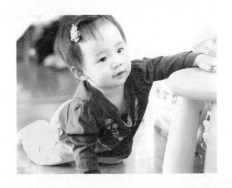

回避型（或冷漠型）和矛盾型属于不安全依恋类型。

023　安全型依恋对孩子将来的发展有什么重要的意义

依恋安全感的建立从以下两方面对婴儿以后人格完善化起着重要的作用：

（1）儿童的社会交往倾向和能力好，具有良好的顺应性和灵活性，成为适应社会良好的人。

（2）儿童的认知、智慧和创造性得到最大程度发挥，可能使自身成为进取和聪颖的人。

以上的观点意义深远，需要我们认真思考。

美国心理学家埃里克森提出，健康人格的模型第一阶段（0～1岁）是基本信任和基本不信任感的建立。如果孩子从出生便得到母亲给予的有规律的、无微不至的关爱，对孩子的需求敏感及时、准确地回应，如饿了就喂、困了让睡、大小便后及时更换尿布、需要母亲怀抱时就抱抱和亲亲宝宝，这样孩子会感到有安全感，对抚养人产生信任感。一个具备基本信任感的人长大后就有能力去坚守一种理想和信念。一个得到过母爱（或是母亲以外另一个爱他的人所给予的爱）的人懂得去爱他人、爱人民、爱祖国。孩子如果从小没有建立安全依恋，并在以后发展中没有补上这一课，就会形成基本不信任他人的性格，对别人总是持怀疑的态度，总担心会被别人骗，对自己也缺乏自信，成为懦弱的人。

024 婴儿的养育人经常更换有什么危害

婴儿的养育人要尽可能固定，最好是妈妈亲自带养，如果是奶奶或姥姥带养也可以，但是一定要固定一个有爱心的人，而且这位带养者最好很健谈。我见过一个孩子，由奶奶和姥姥轮流带养，每人带养一周，结果，这个孩子反应非常迟钝、呆板，智力发育有问题。我想可能是依恋出了问题。婴儿和固定的抚养人之间会建立一种默契，婴儿的需求会得到抚养人相应的回应，婴儿会感到他的一切需求会有相同的应答，就会对他人产生信赖感和安全感。这样他才有兴趣寻求视觉、听觉等刺激，进行探索、学习。但是，抚养人每周变动，养育的风格不同，使他无法预测，他可能会产生不安全的感觉，就不快乐，也就没有兴趣与人交流和探索了。对于这种情况，可以固定由奶奶或姥姥某一位带养孩子，另一位帮助做家务，换一种方式分担劳务。同样的道理，照看孩子的保姆最好也不要频繁更换。

025 如何培养安全依恋，预防不安全依恋

研究者（Dweck，1986）总结了不同依恋类型婴儿的母亲与婴儿相互作用的特点，报告了不同依恋类型婴儿的母亲与婴儿相互交往时的态度和行为具有明显

不同的特点。

安全型依恋婴儿母亲的特点

安全型依恋婴儿的母亲，是负责任的、敏感的、充满爱心的母亲。她们具有以下特点：

（1）对婴儿发出的各种信号、需求非常敏感，并给予迅速的反应。

（2）主动地调节自己的行动以适应婴儿，而非以自己的个性、情绪要求婴儿，或把自己的行为习惯强加给婴儿。

（3）富有充满感情的、积极的情绪表达，与婴儿的接触总是充满爱抚。

（4）积极鼓励婴儿探索周围环境和事物，并在他们需要的时候对他们提供帮助和保护。

（5）喜欢与婴儿进行密切身体接触，如搂、抱、亲吻婴儿，并从中感到快乐和喜悦。

不安全型依恋婴儿母亲的特点

不安全型依恋婴儿的母亲具有以下特点：

（1）对婴儿所发出的各种信号及需要不敏感，常不能及时意识到或忽视，更谈不上作出迅速反应了。

（2）与婴儿的密切身体接触很少，对孩子没兴趣。

（3）对婴儿常常不是充满感情，而是怒气冲冲，经常以生气、发火的方式对待孩子。

（4）对婴儿的信号、需求常常错误理解，或捉摸不定，不能作出及时、恰当的反应。

（5）对待婴儿的行为、态度多变，不稳定，有时高兴得很，充满热情，表现得很亲近，有时则不是，或怒气冲冲，或不予理睬，对婴儿的态度与方式依赖于自己的心境、情绪好坏，随自己情绪、心境而定。

希望年轻的父母们按照科学育儿方法，做安全型依恋婴儿的父母，避免婴儿不安全依恋发生。

026　你了解情绪的作用吗

　　每个人都有情绪体验，也有情绪反应。喜怒哀乐，对一般成人来说，只是平常的情绪表露，而对婴幼儿来说，却有着特殊的意义。

　　我国著名情绪心理学专家孟昭兰教授认为，人类婴儿先天就有情绪反应能力，这种能力是早期婴儿得以生存的首要心理凭借。成人之间的交流或沟通通常可以通过语言来完成，但对于没有生存能力、不能自己取得衣食的婴儿来说，由于他们的语言尚未发展，不能达到与人交流或沟通的目的，而他们生存的需要却必须得到满足，怎么办？靠情绪。因此，情绪是婴儿与成人心理沟通的工具，是婴儿赖以生存的本能。研究者通常认为，痛苦、快乐、兴趣、惊奇、厌恶、愤怒、惧怕、悲伤等8种基本情绪是人类从种族进化中获得的。这些与生俱来的基本情绪随着个体的发展而逐渐变得复杂，其含义也日益丰富。从儿童情绪反应可以判断个体发展的好坏。例如，婴儿总是很快乐，笑眯眯的，说明婴儿的需要

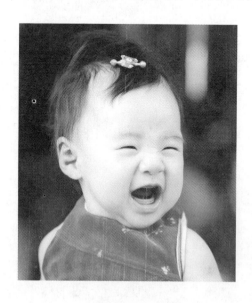

大部分得到满足，他们的发展就很顺利，身心处于健康状态；在智力活动上表现为敢于探索，乐于接受新鲜刺激；在社会化方面表现为社会适应良好，容易与人交往，待人友好，个性发展良好。感情冷漠、对外界显得毫无兴趣的孩子可能早期适应不良，或养育方式上存在着令人遗憾的问题，如婴儿的生理需求经常得不到满足，感情联系淡薄，或早年失去母爱等。不良的情绪体验常常会影响婴儿的智

力活动和智力发展。

孟昭兰认为，情绪之所以会影响人的智力活动，主要是因为情绪对于认知加工来说，似乎可以形成一种脑的状态，这种状态成为认知活动的背景。良好的情绪状态为认知加工提供优势背景，对认知活动起着组织的作用，它能促进学习过程，便于提取有用的线索，顺利解决问题。而不良的情绪状态、过多的紧张与激动，使知觉狭隘、思维呆板、学习过程缓慢，从而干扰了操作效果。

鉴于情绪对婴儿的发展有如此重要的意义，父母在养育孩子的过程中一定要密切关注孩子的情绪反应，发展良好的情绪状态，使孩子能正常、顺利地发展为对社会适应良好的个体。

027 婴儿的兴趣是怎么产生的？兴趣在早期教育中有什么重要意义

兴趣从婴儿出生时就表现出来了，婴儿在觉醒状态看、听，以及做的动作都是由兴趣激发和指导的，缺乏兴趣能引起严重的智力迟钝和冷漠无情。在出生后头几个月，孩子喜欢看人脸、有色彩的玩具或带响的色彩玩具，对这些重复出现的刺激产生感情依恋，使他们做出活动。为了这些景象得以保持，兴趣和快乐相互作用，支持着这个学习的过程。孩子到9个月以后，喜欢抛玩具，以后喜欢拆玩具，到2～3岁喜欢拍娃娃睡觉，喂小熊吃东西。敏感、好奇心强、好进取的父母比那些喜欢生活秩序井然、事事按部就班的父母更容易培育和发展他们孩子的天然兴趣和认知倾向。兴趣促进孩子认知的发展，因为孩子对有兴趣的物体能够集中注意力。对物体不能集中注意力的儿童，他们的知觉将随机跳动，这对认知的发展有极大的损害。兴趣在婴儿认知发展和智力功能上起着激励的作用，兴趣和愉快是创造性努力的动机基础。兴趣对智力活动的重大作用提示我们，引起儿童的兴趣是教育成功的重要心理依据之一，兴趣是发展儿童潜力的心理基础。

028　为什么说对婴儿最好的教育方法之一是使他快乐

快乐也是一种基本的正性情绪，快乐对儿童生活有着巨大的意义。首先，快乐的孩子生理功能运转得更好，食欲好，睡得香，长得壮。快乐从"成就"中获得，让孩子参加游戏、同他人玩耍，使孩子得到快乐。孩子会在他们自己的活动和活动的成果中体验真正的快乐，获得自信，形成宽容和忍耐的性格，以及提高应对环境的能力。

婴儿的微笑反应是先天的、普遍的。婴儿出生2~12小时，在睡梦中面部有像微笑的表情；在1周内对人的高频语音可以发生微笑反应；到3周这种反应就十分明显了；5周后看到人脸可以发生微笑反应，从此以后对人脸经常有微笑反应。婴儿社会性微笑发生在2~5个月，可由任何人的面孔引起。5个月以后婴儿对熟悉的面孔比对不熟悉的面孔发生微笑反应更频繁。

父母或抚养人要做到：

（1）自己应当是婴儿愉快情绪的主要来源，提供足够的视、听条件，使婴儿练习视、听活动。

（2）满足婴儿生理需要，使他感到身体舒适。

（3）在母婴互相交往中要多逗孩子笑。

（4）儿童的快乐来自自我满足，他自己就是这种满足的潜在力量，因此要去除障碍、压抑和过多的控制，去除快乐少而痛苦多的原因。

情绪心理学专家孟昭兰教授认为，愉快情绪对婴儿的一般发展、身体活动能力、知觉、记忆、观察或理解起先导作用。快乐的孩子容易与外界的事物和人接近，打开了认知的方便之门。兴趣使孩子集中注意力，兴趣带有一定的紧张度，能导致最有效的认知活动，使其在认知活动中得到一定的成果，进一步诱发快乐的情绪，产生良性循环。快乐和兴趣支持儿童游戏操作，两者相互补充是智力活动的最优情绪背景，所以，快乐和兴趣能使孩子更好地提高认知能力。快乐和兴趣的结合是建立人际感情连接的基础，使人际交往能力得到最优的发展。

029　父母如何对待婴幼儿的痛苦和悲伤

　　痛苦和悲伤是一种负面情绪，它是由于痛苦的刺激引起的，比如疼痛、噪声、冷热、亮光、饥饿等，有的是因为和母亲分离引起的心理上的伤害。婴幼儿的痛苦和悲伤最早出现时间在8~12周，5~7个月时经常出现。

　　痛苦的适应价值在于引起别人的帮助，缺少爱抚和陪伴的婴儿为了避免自身因哭泣而体验的痛苦会停止哭泣，若经常如此，他们将成为感情冷漠的人，并将这种冷漠灌注在个性里。如果婴幼儿长期痛苦，将对他们的心理健康产生不良后果。

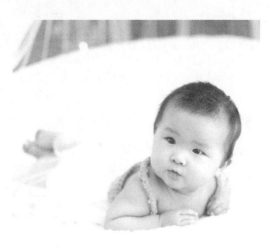

　　父母和老师对体验痛苦的孩子有两种错误的态度：

　　（1）成人严厉地对待儿童的痛苦，会引起儿童的倔强行为，使他们与人隔离，忍受着痛苦的挫折，或被痛苦所压倒，从而导致身体疲乏和衰弱。例如，对较大儿童在学习中屡遭失败而不断加以训斥，将使他们与成人感情疏远，失去希望，关闭自己的内心或产生偏离行为。

（2）单纯的安慰和怜悯。单纯的安慰和怜悯导致儿童在挫折面前无能为力，不能应付导致痛苦的来源。

正确的做法是：父母在安慰孩子的同时，积极地想办法去消除或减少引起痛苦的刺激事件，帮助孩子处理、应付和克服痛苦，这将显得更加自然和容易。得到如此对待的儿童能学会自己去消除引起痛苦的障碍。哪怕是2岁左右的婴儿，他们将学会更加信任别人，更诚实，更乐于助人，并理解和同情别人；他们将更有勇气去做事，对挫折有更大的忍耐；他们将在爱和喜悦中体验痛苦，在这种时刻痛苦往往被缓和，他们将以更乐观的态度来对待生活中遇到的复杂事情。

研究证明，愉快的情绪、兴趣状态比痛苦和惧怕有更优的学习效果，中等愉快的情绪学习效果最好，痛苦的情绪学习效果差。因此，要尽量减少孩子的痛苦情绪，使他保持愉快情绪，快乐成长。

030　婴幼儿的记忆是如何发展的

虽然已有研究者声称人类个体的记忆可以发生于胎儿时期，但胎儿期的记忆毕竟是极其有限的，也是被动的，而且只有通过无数次的反复刺激以后，才可能在胎儿的头脑中留下记忆的痕迹。因此，个体记忆的发展主要在出生以后。

婴儿记忆发展的基本情况是：

（1）出生头1个月内能再认奶瓶，喂奶前看见奶瓶就兴奋和激动。

（2）5～6个月以后能再认妈妈，见到妈妈时眼睛发亮，注意力集中，有时还会发出笑声。

（3）1岁左右能再认相隔几天、十几天、几十天的事情。对于自己的父母，即使相隔半年或一年也能再认（但在父母不在身边的日子里一定要经常提到父母才行）。例如，有个孩子在不到1岁时，父亲出国离开了他，在父亲不在家的日子里，母亲经常在孩子面前提起父亲，也常常让孩子看父亲的照片，讲父亲以前带孩子玩时的事情，父亲也经常打电话回家，孩子在电话里可以听到父亲的声音。结果，1年以后，孩子刚见到父亲时就对母亲说："爸爸回来了。"一会儿就让父亲抱了，就好像父亲一直在身边。

（4）3岁左右能回忆几周以前的事情。

由于婴儿的知识和生活经验有限，理解能力还很低，所以婴儿的记忆主要以无意记忆为主，但有意记忆已开始处于萌芽状态，婴儿已能按照成人的要求记住一些东西，如在成人的要求和指导下背诵一些简短的古诗和儿歌，记住一些简单的动作，记住把玩具放到原来的地方等。

婴儿期的记忆效果主要取决于外界的刺激，包括刺激出现的频率、刺激的强度等特征。一般说来，刺激出现的频率高，孩子容易记住。例如，孩子的名字，因为父母或其他人经常叫他的名字，他自己也经常叫自己，所以几乎没有哪个孩子不能记住自己名字的。另外，刺激强度大的事情，婴儿也容易记住。例如，有个2岁左右的孩子，在小朋友家玩时把鼻子磕破了，以后总忘不了那次在小朋友家玩时的情景，常常对父母边比画边说："那次呀，在洋洋家，把鼻子磕破了。"

婴儿的记忆能力和特点是早期教育的前提和基础。根据婴儿的记忆特点，父母可以有意识地教婴儿一些知识和动作，如识字、唱歌、跳舞及一些基本的生活常识等。但必须记住的是，无论教孩子什么东西，都必须在孩子情绪饱满的时候，而且要寓教于玩或游戏之中，不能让孩子感到是一种负担，应该让孩子在不知不觉中学到知识。

031　婴儿会想事吗

　　婴儿会不会想事？也就是说婴儿有没有思考问题的能力？要回答这个问题，我们需要了解婴儿的思维发展情况。

　　从婴儿思维发展的情况来看，婴儿大约到4个月以后开始出现一些习得的动作，这时婴儿就开始有能力支配自己的某些动作，并运用这些动作。大约到10个月以后，婴儿开始认识到自己的某种行为和目的是有一定联系的，这种联系使孩子意识到，要达到某种目的，可以通过改变自己的行为方式来完成。

　　例如，在10个月左右的孩子面前放一个他想要的玩具，玩具放在他单靠伸手够不到的地方，但在玩具下有一块布，布一直延伸到婴儿坐的地方。这时观察婴儿的反应。在这种情况下，婴儿通常有两种反应：第一种是婴儿自己爬过去取得玩具。第二种是如果此时婴儿的身体不能接近玩具，那他就会伸手去够玩具，这

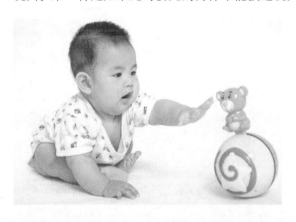

样做显然是要失败的。但在够取的过程中，他偶尔牵动了玩具下的布，布又牵动了玩具，几次以后，婴儿开始把布拉过来。当然，最终他满意地得到了喜爱的玩具。

　　我们认为，在上述的例子中，无论是婴儿爬过去取得玩具或是把布拉过来取得玩具，都说明婴儿已经开始出现思维的萌芽，开始自己开动脑筋完成一种任务，也就是说开始想"事"了。

　　了解到这一点，父母就应该从孩子婴儿时期起，在和孩子一起玩的过程中，时时刻刻注意对孩子思维能力的培养。日本儿童专家高桥悦二郎认为，1岁左右

正是开始培养孩子思维能力的最佳年龄。他提出了一种思维的"障碍"训练法，也就是在和婴儿一起做游戏的时候，要给孩子设置小小的障碍，以促使孩子动脑筋克服障碍。例如，6~7个月时，在婴儿面前用布和床单蒙住发声的玩具，让婴儿去找，然后将盖着的布去掉，孩子看到重新出现的玩具会很开心。等稍大些时，可以把玩具放在离孩子较远的地方，用线把玩具系上，另一头放在孩子的手边，让孩子用线把玩具拉过来；或者在玩具和婴儿之间放一个障碍物，如被子、椅垫等，使孩子能看到玩具，但不能轻易取到。

当然，也许还有许多其他的方法，但婴儿年龄小，发育也不成熟，父母一定要注意循序渐进，更不能有半点儿强迫。

032　孩子的心理行为问题可以预防吗

在日常就诊的孩子中，有些孩子身体好，运动和智力发育也没有问题，但生活自理能力和自控能力差，坐不住，不听指令，不会和小朋友交流，送幼儿园后很难适应环境，不能融入集体，甚至被拒收，而且这些不良的心理行为问题一旦形成，纠正很困难，家长很痛苦。

心理行为能力是受大脑前额叶高级情绪中枢控制的。研究发现，婴儿前额叶6~8个月时才开始发挥功能，到2~3岁前这部分大脑发展非常快，有很大的可塑性，培养良好的行为非常容易。行为培养受环境和经验的影响，因此我们做了婴幼儿健康人格培养的研究。通过创造良好的育儿环境培养身体、智能和良好心理行为全面发展的儿童，为他们未来发展打好基础。研究结果非常令人鼓舞。下图显示，从新生儿开始培养，2.5~3岁时人格趋向量表测查，早期干预组人格趋向行为良好率明显高于对照组（图5、图6），不良行为问题发生率也明显减少（图7）。

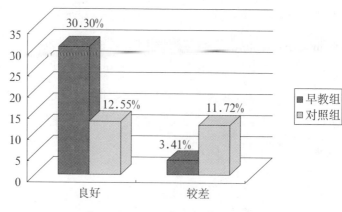

图 5　2.5～3 岁人格趋向的比较

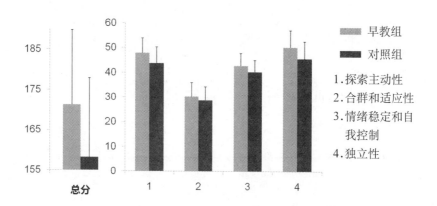

图 6　2.5～3 岁人格发展趋向测评结果的比较

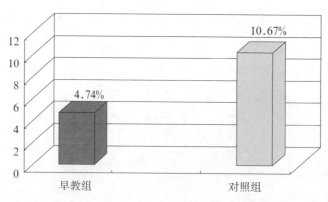

图 7　2.5～3 岁不良行为发生率比较

033 婴幼儿健全人格包括哪些内容

我国著名情绪心理学专家孟昭兰提出，父母应当对婴幼儿人格特征的成长给予关注。她提出，良好的婴幼儿人格包括四个方面：①快乐和稳定的情绪；②自尊心和自信心；③社会适应性；④独立自主的性格。为此我们于2007~2013年组织全国21家医院进行了协作研究，干预组301例，对照组293例，结果如上节所述，效果非常显著。如何培养孩子的健全人格，我们将在下面进行详细指导。

034 如何培养婴幼儿快乐和稳定的情绪

婴儿最早是通过情绪和人交流的。新生儿生下来用哭声呼唤成人的照顾，当宝宝吃饱了在睡梦中会显露出甜美的微笑，说明他很舒适。婴儿从2~3个月开始，他的情绪不仅受生理需要调节，也受心理需要的控制。2个月开始，当成人逗引时会出现应答性微笑；这种微笑发展愈来愈频繁，3个月时会"啊！呀！"发声；当成人离开时他的微笑停止，会发出某些声音或用眼寻找父母，希望父母和他面对面逗笑玩；如果成人不应答，孩子会哭泣，情绪低落。因此，为了发展婴儿愉快和稳定的情绪特征，父母应尽可能多地和婴儿接触，与他玩耍，同他说话，给他唱歌，包括那些看起来比较省心、不太哭闹的孩子，不可因为孩子天性安静而让他一个人待着，被忽略的孩子同样会出现"淡漠人生"的情感。

父母日夜照顾婴儿，在满足他的吃睡和身体舒适的需要的过程中，婴儿逐渐对照顾他的成人产生依恋感情。如果能培养安全依恋型的孩子，容易养成稳定的情绪，因为他对成人有一定的信赖感，不怕母亲离开，所以他是快乐和安静的。

如果母亲对孩子的感情不是一贯的，有时对孩子亲近，有时突然"不告而别"或欺骗孩子，不履行诺言，当孩子因此而十分痛苦或反抗时，又十分粗暴地对待，或者对孩子的情感需要采取冷淡的态度，这会形成不安全依恋型。这些孩子会变得易生气、急躁、多疑、焦虑、担心、不肯探索周围事物、不愿接触生人，因此在认知和社会交流技能发展方面均受到限制。这些孩子平时很少有愉快的情绪，表情呆板，是因为他们发出的感情信息会受到冷遇，他们为了避免遭受缺乏温暖的回报的痛苦而采取冷漠的预防措施，像很多福利院的孤儿常常有这种表现。

所以，父母应注意在孩子不同年龄段的不同情绪要求，给予不同内容的感情照顾，帮助孩子适应成人社会中对他来说不可避免的环境要求，这将有助于逐渐培养孩子乐观而稳定的情绪。

035　如何培养婴幼儿的自尊心和自信心

家长应培养孩子的自尊心和自信心。孩子如果做事畏首畏尾、犹豫不决，那么他很有可能发展成为人格不健全的人，长大以后也许会成为一个懦弱的人。自信心决定人做事的成败，制约着人接受任务、面向外界的勇气和克服困难的精神。因此，在某种意义上，自尊和自信是人格全面发展的基础特征，从小培养孩子的自尊心和自信心有助于其优良品质的形成。

积极评价是激发孩子潜力的有效手段，是建立良好自尊和自信的源泉。自尊心和自信心从孩子很小的时候就开始萌芽，当孩子用各种方式来吸引大家注意和赞美时，要给以适当的应答。每个孩子都有长处和不足，不要只关心自己孩子比别的孩子领先还是落后，更不要用自己孩子的缺点与别的孩子的优点比较，要用发展的眼光看待自己的孩子。

父母要及时表扬孩子的微小进步，不过分指责孩子的失败和错误。孩子最微小的进步也值得表扬，不要把它当作"理所当然"而忽略。多用精神奖励，过多的物质奖励会使孩子不关注自己的进步，而是只被"奖品"吸引。对于孩子的失败和错误，应了解和区分孩子犯错误或失败的动机和原因。面对这些问题，父母应予以谅解和宽容，给予帮助和支持。教给孩子一些正确的方法，鼓励他再来一次。

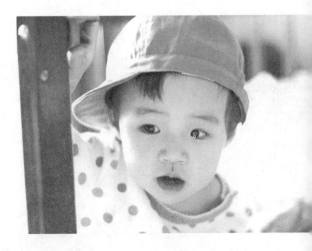

此外，应建立合乎孩子能力的目标。不要把标准定得太高，超过孩子能达到的最大程度。如果不能达到标准，会使孩子产生失败感；也不要把标准定得太低，让孩子很容易完成，从而产生轻率和骄傲的心理。有的孩子感到压力很大，这种压力来源于父母期望过高，使孩子产生过度焦虑，极不愉快，丧失信心，这是对孩子感情和人格上极大的伤害。

孩子从小就有人格，在和孩子相处时，应该给予孩子应有的尊重，就像尊重一个重要的朋友一样；不能因为孩子小，就对他粗暴、冷淡或漠不关心。为了树立孩子的自尊心，对他的体育技能或"艺术作品"如体操、唱歌、跳舞、绘画等要当场赞扬或赞赏。儿童也和大人一样，当他们和那些尊重别人并且希望得到别人尊重的人打交道的时候，就会感到舒服和愉快。

036　如何培养婴幼儿的社会适应性

在社会任何地方，都有必须遵守的秩序和原则，在家庭和幼儿园中也是一样，这种遵守社会团体规则的能力，就是社会适应力。为了适应社会还需要学

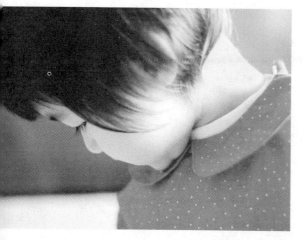

会与他人合作，自我控制以及独立思考，学习谋生所需要的技能，等等。

8～10个月的婴儿就要开始培养社会适应能力了。当孩子要吃点心或要人抱时，父母要让他知道什么时候才能得到满足，教会他在此之前只能等待。如果孩子哭闹，而父母不耐烦了，立即答应他的要求，孩子就会学会只要一哭就可以达到目的；如果父母不答应要求，他就一直哭闹到父母答应为止。这样就不可能培养出孩子良好的社会适应性，而且会使他养成任性的坏习惯。

教会孩子控制不正确的行为，诸如打人、抢别人的玩具或食物等，这是培养孩子社会适应能力的最重要内容。和小伙伴玩时，要互相帮助，如交换玩具或有礼貌地借用玩具，然后按时归还；在幼儿园学会和同伴分享食物和玩具。游戏是婴幼儿学习社会适应能力的重要方法。每一种游戏都有一定的规则，而许多积极向上的游戏本身就含有社会行为规范的演示和训练，在游戏的顺利开展和进行中，孩子自然而然地接纳了各种行为规范的约束，并迁移到真实的社会生活中。在日常生活中培养孩子的适应能力，通过让孩子观察和参与一些日常家务劳动，从而养成良好的生活习惯。建立有序的生活规则，如先洗手后吃东西，先收拾玩具后出去玩等。这些小事都是培养孩子社会适应能力的重要起点。

037　独立自主的性格应如何培养

性格的形成与完善是一个长期的过程，它贯穿于人的一生，但在3岁前，生活环境和教育方式会给性格涂上一层底色，这层最初的色彩甚至影响今后一生的性格色调。所以，对孩子良好性格的培养是不容忽视的，特别是为了适应当今的社会发展及克服独生子女的弊病，从小培养孩子独立自主的性格是很重要的。

孩子1岁以后开始有了独立的能力，尝试着自己做些事情，从这时开始就要注意孩子独立能力的培养。在这方面，自我服务是一个良好的开端，这主要是指培养孩子具有一定的生活能力，如教孩子自己用勺吃饭，自己穿、脱衣服，自己学着洗手、洗脸等。此时孩子还做不好，家长要加以引导，先教他做容易的事，并给予一些必要的帮助，使他体验到成功的欢乐，意识到自己的力量，从而激励他主动学习、独立探索。如果家长嫌孩子惹麻烦而一切代劳或过分溺爱、过多照顾，就会挫伤孩子独立性的萌芽，使他们养成一切依赖于别人的习惯，这对孩子是害而不是爱。独立生活能力的培养也是促进智力发展的一个方面，孩子自我服务的活动是发展手的动作、锻炼技能的过程，是培养劳动观念的过程，是培养独立自主性格的过程，这对孩子今后的学业和生活，对适应复杂的社会环境都是十分有益的。

在对待孩子摔跤的问题上也要注意，孩子摔倒后，家长不要大惊小怪，马上把孩子抱起来，在没有危险的情况下应鼓励孩子自己爬起来，即依靠自己的力量而不依赖别人。人生的哲理已经告诉我们，摔倒后再爬起来是吸取教训、重新学习的过程，是一个进步的过程，孩子学走路时更是如此。

随着经济的飞跃发展，社会竞争会越来越激烈，独立进取、善于克服困难、自信及富有创造性是未来社会建设者更需要具备的性格特征。独生子女家长们更要注意从小培养孩子良好的性格，使他们成为未来社会出色的人才。

038　孩子心中的两颗种子和谐发展有什么含义

婴幼儿时期，孩子的好奇心和探索精神应得到保护，但又要做到适当的行为

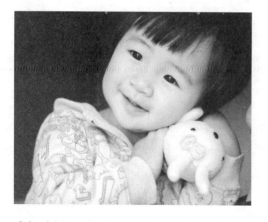

约束，培养他们的自控能力。该怎么做呢？北京师范大学心理学院陈会昌教授提出两颗种子和谐发展的观点，很形象生动地说明这个问题应如何处理。

第一颗种子是自我控制。所谓自我控制就是听话，能按照外界的要求调控自己的行为。一个孩子在成长过程中，必须按家庭的规矩做，如按时进餐和睡眠，能自己做的事情自己做，不能做有危险的活动等。长大后上学了，按照老师提出的要求完成学业，一个学生在高考中取得什么样的成绩，很大程度上取决于他有什么样的自我控制力。长大后进入社会，比如做一名公司职员、政府官员，都要按照上级的要求和命令去做事。

第二颗种子是独立性，做自己想做的事情。这种独立性起源于人的内在兴趣、对周围事物的兴趣。试想，自己一生做得最好的事情大多是感兴趣的事，而且这种兴趣是内在的。如果没有内在兴趣，就没有动力放下其他的事情去做这件事情。这种内在兴趣同样在人刚出生的时候就有了，表现在各种事情上。比如，婴儿对周围事物、声音、颜色，还有周围的人表现出来的好奇心和探索精神，这种好奇心和探索精神是孩子智力发展的原动力。

孩子智力发展的第一个原动力就是他对周围事物的兴趣。上小学以后他学数学时，发现数学特别有意思，虽然"1+1=2"、乘法口诀学起来很枯燥，但学会了可以干很多事情，他觉得自己的能力增长了。大家可以回忆一下，日常生活中，掌握知识能给你带来什么？它不仅满足了你的兴趣，而且让你对周围环境有了掌控感。从心理学来讲这是根本的东西。所以，实施家庭教育时要从这两个方面考虑，在这两个维度中寻找一个恰当的度，既要对孩子严格要求，让他遵守一些规则和纪律，同时又不压抑他的个人兴趣。

039　婴幼儿早期就有动机吗

发育—精神分析的观点（Developmental— Psychoanalytic Perspective）认为，婴儿生来就有适应社会相互作用的能力，这种能力就是基本动机（Emde，2000）。父母如果了解这些动机，可以应用婴儿的动机，作为早期教育的自身动力，这是一个尚待开发的资源。

婴幼儿有6个基本动机：

活动性

婴儿是有活动力的、探究的，并有动机去认识世界和实现发育过程。就是说，如果给孩子创设一个自由活动的环境，不用教，孩子自己就能学会翻身、坐、爬、站和走。

自我调节

婴儿生来就具有调节行为和生理的倾向。这些调节包括睡眠周期、觉醒和注意，以及获得人类重要的发育目标，例如了解自己、学会语言和描述思想等。

社会适应

婴儿在一定程度上有动机以适应人类相互作用中的发起、维持和终止。例如，3个月的宝宝，当他在情绪好的时候，他会主动注视和发音，吸引你和他"啊！喔……"对话、交流，持续1~2分钟后他会自行终止。有照看经验的人便会支持这种动机，进而培育并发展它。

情感监测

婴儿早期有一种偏好，按照什么是令人愉快的或不愉快的监视经验发出信号。例如，婴儿通过哭、有兴趣的觉醒的表情，或愉悦的微笑等传递信息，指导成人对他的照看。情感监测动机在婴儿第一年中有重大的发展。婴儿开始以新的方式监视其他人的情绪表达。当遇到不肯定的情况，婴儿寻找情绪参照，找出有意义的他人情绪表达来指导自己的行为。如果母亲微笑，婴儿受到鼓励，会去探索一个外观奇特的玩具或一个生人；如果母亲看起来是害怕的或生气的，婴儿会停止探索。社会参照会提高婴儿情感监测能力的水平。

认知同化作用

有关研究指出，婴儿从出生就有探索环境的倾向，寻找什么是新的，并依次去熟悉它。孩子很小的时候就有这种表现，给他玩具，玩1～2天就不爱玩了，他总是喜欢玩新的玩具。

道德动机

早期教育能依赖道德动机提供另一系列惊奇效果。近代精神分析的研究发现，道德动机发生比以前想象得更早，而且表现在更宽的领域。道德动机是如何发展的呢？7～12个月婴儿已经会从照看人的情绪中寻找指导，并开始显示知道依从照看人的要求，对阻止的行为能依从。1岁后开始发展进一步道德倾向。当面对另一人有痛苦时，可以表现出同情，对痛苦产生共鸣，并企图安慰受痛苦的人，分享他的一些痛苦。出生第2年末显示早期道德，有一种把事情引导正确的倾向，当内部标准被弄乱，儿童有时显示焦虑。当面对一样熟悉的物体明显被改变，破裂（有缺陷）或弄脏，儿童可能表现出苦恼，可能有一种要把它修好的倾向。在此年龄，孩子会发展"好的"和"坏的"感觉，这便是早期道德的形成。

父母在早期教育中要敏感地发现婴幼儿的动机，因势利导进行引导和发展，可以取得事半功倍的效果。

040　培养孩子自控能力有什么重要意义

　　下面的糖果实验说明自控能力的重要意义。实验者给一群4岁的幼儿每人一粒糖，并告诉他们，如果现在这一粒糖吃了，不会再得到第2粒糖；如果愿意等实验者15分钟回来，可以再发一粒糖，这样就可以有2粒糖吃。实验者说完便离开了。有些幼儿还没有等实验者走出去就把糖送进嘴里，有些幼儿为了克制吃糖愿望，变得坐立不安、抓耳挠腮，或者唱歌、自言自语，甚至捂着眼睛不敢看这一粒糖，终于获得第2粒糖的奖励。值得重视的是，这次实验的表现与4岁智力测验的分数关系不大，且可以成为预测高中毕业成绩的依据。结果是，4岁时较能克制冲动的孩子，不但学习成绩好，进大学前学业智力测验也优于自制力较差者；青春期以后的社会适应能力较佳，融入同伴能力以及成人互动的稳定性也比较好。成年以后，统计他们的社会地位、经济收入、家庭和谐性等指标发现，小时候的自控能力对将来生活的幸福程度预测力更大。这种能力在心理学上称为延迟满足。

041　什么是情绪能力？对孩子未来的发展重要吗

　　美国哈佛大学心理系博士丹尼尔·高尔曼在1995年写了一本书，叫《情绪智力》。他回顾了自己的中学同学，当他的中学同学们毕业后多年聚会的时候，他发现事业最成功的不是当年智商最高的那些人，而是在班里智力中上等的同学，他们身上都有一些特点，这些特点使他们取得了商业上或者其他方面的成功。他们当了政治家、企业家。高尔曼把这些使他们成功的东西称为情绪智力。情绪智力包括5个方面：

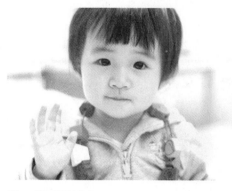

● 认识自身情绪。

● 调节情绪保持乐观，摆脱消极情绪。

● 自我激励：把情绪专注于某项目标，克制冲动，延迟满足，保持热情，积极向上。

● 认识他人情绪：善于沟通，富于同情心。

● 人际关系调节：人际关系和谐，善于和周围人交往，能对不同的人用不同方式说话，说话做到恰如其分。

由于智力是可以测量的，但是情绪智力无法测量，所以将情绪智力改为情绪能力比较恰当。

042　如何使你的家庭成为宝宝的第一所好学校

小学、中学、大学，走出这所学校又进入那所学校，人们总希望进入一所好学校、名学校。然而，你是否曾经想过，好家庭是人生的第一所学校。这所学校没有围墙和教室，没有铃声、作业和考试，然而有着任何好学校、名学校所不能比拟的辽阔、丰富和深远。好家庭是一只理想的摇篮、一个永久的家园。

爸爸妈妈们，你们可曾想到你们是这所学校的教师。每位家长都希望成为好老师，那如何做好老师呢？我归纳了被誉为"育儿之神"的内藤寿七郎的看法。

婴儿也有人格，必须受到尊重

因为新生儿已经有视觉、听觉、味觉和触觉等能力，只有尊重婴儿、理解婴儿才能开启他的心灵。

用笑脸滋养婴儿的心灵

精心布置的家庭环境，到处是色彩鲜艳的图片和玩具，经常播放悦耳的音乐，这些均有利于婴儿能力的发展，但所有这一切都没有母亲的微笑陪伴有效。

婴儿期的教育最重要的是倾注父母的爱

由能够顺其自然、随心传爱的父母养育的婴儿，肯定会懂得爱别人，而且拥有广阔的胸怀，并茁壮地成长。

培养有干劲的孩子

婴儿做了什么事，常常希望得到他人的认可。如果他做了好事，母亲应表现出认同的表情、态度和言语；如果婴儿做了不好的事，则暂时不予理睬。婴儿心里就会萌生喜悦和对人的信赖感，从而增强他的勇气，有利于健康成长。

培养理想的情绪

研究发现，和母猴分离饲养的小猴常常会在情绪和社会性行为方面出现异常，变得极端蛮横。小婴儿也是如此，需要和父母肌肤接触或搂抱。

孩子是反映父母心灵的一面镜子。悠然自得的父母，其婴儿也会显得悠然自得；神经质的父母，其婴儿也会变得神经质。因此，自然地、豁达地培养孩子十分关键。请每一位家长想想，如何做好孩子的第一任老师？

043　对孩子教育的投入什么时候开始最有效

早期教育是效益最高的教育。因"个体经济计量学"（Microeconometrics）而获得2000年诺贝尔经济学奖的芝加哥大学教授詹姆斯·赫克曼（J.Heckman）

指出，世界各国政府都应当调整教育的投入结构，加大对教育效益最高的早期教育的投入。美联储前主席本·伯南克（Ben Bernanke）在2007年对企业界的领袖们发表演说时也指出，越来越多的研究表明，投资于早期儿童发展具有高的回报，不仅可以促进后继的学业成绩，而且可以降低解决社会问题的代价。他们的论点基于动态人力资源积累生命周期模型的研究。研究表明，早期教育是效益最高的教育，对学前儿童教育投资1美元的回报率是大学毕业后职业教育的8倍（图8）。

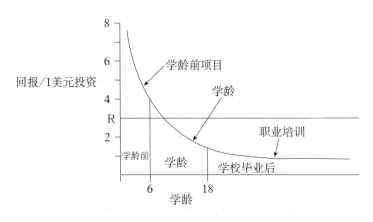

图 8　对学前儿童教育投资 1 美元的回报率是大学毕业后职业教育的 8 倍

044　什么是新生儿神经行为能力观察（NBNO）？对宝宝发育有什么意义

NBNO（Neonatal Behavior Neurological Observation），即新生儿神经行为能力观察项目，是鲍秀兰教授在NBNA（Neonatal Behavior Neurological Assessment）临床应用27年经验的基础上，结合美国的NBO（Neonatal Behavior

Observation）系统，专门针对新生婴儿设计的一种行为观察模式。它适合0~3个月小婴儿和他们的家庭。NBNO是一种观察工具，不是评估工具，是一种"建立关系"的工具，能促进亲子关系、医生和家庭的关系，提升宝宝了解并适应环境的能

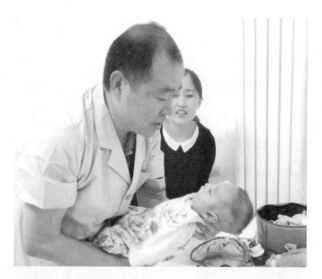

力，进而促进宝宝生理、心理以及行为能力的全面发展。需要特别指出的是，通过NBNO观察，家长可以了解新生儿许多奇妙的行为能力，通过引出这些能力，以及亲子之间的亲密互动，还可以促进宝宝的智力发育水平。NBNO不仅适用于正常新生儿，也适用于将要出院或已经出院的早产儿和高危儿，其特别的设计是为改进父母认识小婴儿阈值的能力和喜欢的刺激。

NBNO通过和宝宝的父母一起对以下项目的观察，来全面了解自己宝宝的神奇能力以及行为状态。主要包括：对光、咯咯声的习惯化；打开婴儿包裹、睡衣使婴儿仰卧以观察新生儿对脱衣和各种触觉刺激产生的反应；观察下肢和上肢肌张力；观察觅食和吸吮能力；观察手抓握能力；将宝宝拉到坐位观察肩和颈肌张力；宝宝对爬的反应；对说话人脸、不说话人脸的反应；对人的声音的定向；对非生物声音的定向（咯咯声）；视觉追踪（红球）的情况；哭的状态；宝宝的可安慰性、状态调节能力；对紧张的反应，包括脸色变化、震颤、惊跳等。NBNO完成以后，医生将和宝宝的父母一起填写"预测性指导单"，并将总结和建议放在一起。该项目的实施，可以真正帮助那些缺少养育经验的家庭读懂小婴儿的需求，做出及时和准确的应答，使小宝宝有安全感，为建立健全人格发展奠定基础，使儿童早期发展战略真正落实到"生后最早期"。

045　脑外间隙增宽需要治疗吗

　　脑外间隙增宽是婴儿检查头颅CT或头颅磁共振（MRI）片作出的诊断，有的诊断为脑外积水，甚至有的诊断为脑发育不良。有的孩子接受了很多治疗，包括注射药物、各种康复治疗，不但孩子饱受痛苦，也给家长带来精神和经济压力。其实，婴儿头颅CT或头颅MRI片显示脑外间隙增宽对于头颅大小正常的宝宝是正常现象。因为颅骨长得快，脑组织长得慢，故在脑外显示间隙。下面这个病例讲述的是一个早产儿3个月时脑外间隙增宽，1岁2个月时脑外间隙增宽消失，智能发育正常（图9）。

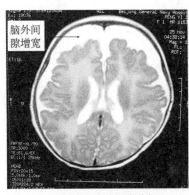
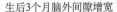
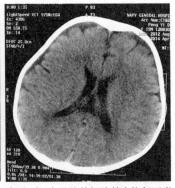

生后3个月脑外间隙增宽　　　　　生后1岁2个月脑外间隙基本恢复正常

图 9　脑外间隙增宽的 MRI 表现

　　患儿阳阳，女，29周时剖宫产出生，母亲孕期有保胎史，其余孕期检查未见异常，新生儿期患有高胆红素血症、新生儿贫血、新生儿肺炎等，眼底及听觉诱发电位无异常，3个月时头颅 MRI 显示脑外间隙增宽。自1个月开始定期来诊，给予喂养、护理及运动、智能训练指导。未采用任何药物或仪器治疗。每次神经运动检查均未发现异常。6个月和17个月智测均为正常（表1）。1岁2个月时脑外间隙基本恢复正常。

表1 患儿6个月、17个月时智测评分

月龄	大运动	精细动作	适应能力	语言	社交行为	发育商
6个月	123	115	123	115	123	120
17个月	112	103	103	103	86	102

　　另外，还有很多足月出生的宝宝也有脑外间隙增宽。我随诊观察了50例足月出生的有脑外间隙增宽的婴儿，直到他们2岁，这些宝宝停止了任何药物或仪器治疗，只接受家庭早期教育的指导，2岁时智能运动发育完全正常。其中有的宝宝复查了头颅磁共振，脑外间隙增宽消失。因此，正常儿或早产儿等高危儿脑外间隙增宽为正常发育过程，不需要治疗。

046　如何识别异常的拇指内收

　　拇指内收是一种不正常的表现，可能和大脑损伤有关，所以称为"皮层拇指征"。它的表现是拇指内收横过掌心。但是，有的家长将两三个月以内的婴儿握拳时正常的拇指屈曲误认为是拇指内收，造成精神上的压力。现在我们将拇指内收（图10）和正常婴儿握拳时的拇指屈曲（图11）用照片展示如下：

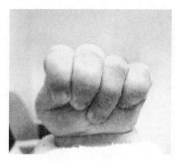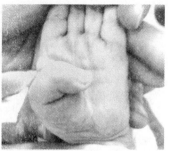

图 10　皮层拇指征

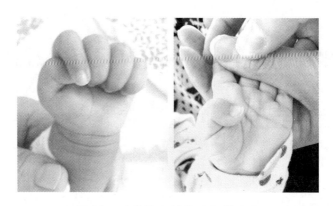

图 11　正常婴儿握拳时拇指屈曲

047　婴儿足尖着地是脑瘫的表现吗

有很多家长因为宝宝有足尖着地的表现，担心宝宝有脑瘫的可能，为此到处求医，有的孩子接受了药物、仪器等很多治疗方法，遭受了痛苦。在这些有足尖着地表现的宝宝中，有些是早产儿，也有些是正常儿。我们了解了这些孩子母亲的妊娠、分娩史，以及孩子的生长发育史，通过体格、神经运动检查和智力测查，未发现异常，经过随诊观察，发现其以后运动发育正常。所以，足尖着地的宝宝有很多是正常儿。那么，如何区分宝宝足尖着地是正常现象还是脑瘫引起的呢？有一种简单的方法可以区别，即检查足背屈角的方法，做法是：扶住婴儿的腿，让其伸直，使足背屈向小腿，用手掌压足底，足背和小腿前侧形成的角度为足背屈角。正常为70°或小于70°（图12）；脑瘫儿为大于70°，通常为90°（图13）。注意检查时宝宝的下肢应放松。有医生做过研究，观察100位足月出生的正常儿，从3～4个月开始检查是否有足尖着地的现象，同时检查足背屈角，并观察婴儿的运动发育。结果是：23%的婴儿在4～10个月中有足尖着地现象，但这些婴儿足背屈角均小于70°，运动发育也全部正常。

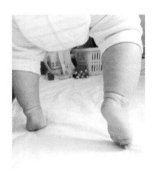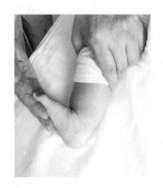

图 12 　正常脚尖着地，足背屈角≤70°

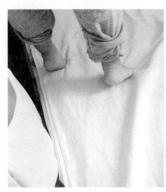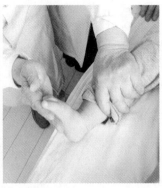

图 13 　异常脚尖着地，足背屈角≥90°

　　什么情况怀疑脑瘫呢？脑瘫发生于有脑损伤的孩子，正常儿和大部分早产儿没有脑损伤，一般不会发生脑瘫，所以不必因足尖着地而紧张。家长如果担心的话，可以自己测查足背屈角。如果是32周以下出生的早产儿或有其他脑损伤的婴儿，家长若怀疑有足尖着地的表现时，要慎重，应找专业医生检查。

02

新生儿期

048 新生儿出院后居家环境应如何安排

新生儿的居室空气要新鲜，注意通风，但不要有穿堂风。室温适宜（冬季24℃～25℃，夏季27℃～28℃），湿度50%～60%。尽量减少外人来访，家人如有感冒症状要避免接触宝宝，妈妈感冒时，喂奶要戴口罩。

接触宝宝前和换尿布后一定要洗手。注意奶瓶清洁和消毒，妈妈哺乳时先将乳房清洁再喂奶。

新生儿的皮肤很娇嫩，要勤换尿布或尿不湿，大小便后用清水冲洗，少用湿纸巾，保持臀部皮肤干燥，预防尿布疹。经常给宝宝洗澡，不需每天使用沐浴液或洗发水。在宝宝脐带未脱落之前，每天用酒精消毒脐带残端2次，保持其干燥。

宝宝的衣物选择全棉制品，经常清洗更换，被褥经常晒晒，注意卫生。宝宝的衣被厚薄要适宜，不要捂得太热，以手脚暖和而头颈部没有汗为准。在家里不要用包被将宝宝包裹得太紧，要方便宝宝四肢活动。

049 该月龄宝宝的体格发育情况应是怎样的

这个月的宝宝体重增长为1000克左右，平均每天增长30克～40克，满月时体重可达4500克。身长增加4厘米～5厘米。头颅骨增长很快，1个月内头围增长约3厘米。

050　为什么母乳是婴儿最理想的食品

母乳是婴儿早期最理想的天然营养品。

母乳喂养有以下优点：

（1）母乳喂养最适合婴儿需要。母乳所含的营养素质量最适合婴儿，更有利于消化、吸收和利用；母乳中蛋白质的性质优于牛奶，易被婴儿吸收和利用；脂肪成分好，易吸收，含有小儿脑发育的重要成分——亚油酸、卵磷脂和鞘磷脂等；所含乳糖可促进乳酸杆菌生长，能预防肠道疾病；钙磷比例（2：1）适宜，利于吸收；母乳中维生素A、维生素C和维生素E含量高于牛奶。

（2）母乳喂养不易引起过敏。母乳中蛋白质属人体蛋白质，而牛乳、羊乳中的蛋白质为异体蛋白质，可引起婴儿湿疹等过敏症状。

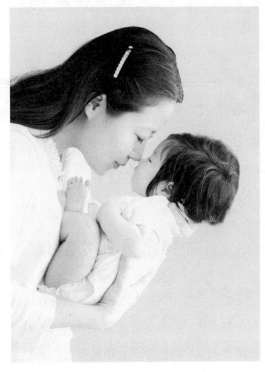

（3）母乳能增强婴儿抗病能力。母乳含大量具有活性的免疫因子，这是其他食物所不具备的。母乳中有多种免疫球蛋白、活的免疫细胞和活性溶菌酶，可保护婴儿肠道和呼吸道黏膜，减少肠道和呼吸道感染。

（4）母乳直接喂哺，不需要消毒，既方便又经济。母乳几乎无菌，温度适宜，随婴儿需要自然调节。哺喂母乳不易过量，较少产生婴儿肥胖症。

（5）母乳喂养还能促进母婴感情，更易产生母婴依恋情绪，有利于婴儿智力发展。

（6）哺乳对母亲的好处是有利于母亲产后康复。婴儿吸吮乳房可促进母亲分泌催产素，加强子宫收缩，防止子宫出血，降低乳母乳腺癌或卵巢癌的发生概率。

051　如何促进母乳分泌

吸吮刺激乳汁分泌。母婴双方具有神经—生理反射功能，婴儿不定时、频繁地吸吮乳头是刺激乳汁分泌的动力，吸吮次数、强度、持续时间与乳量分泌多少密切相关。因此，乳汁是越吸越多，且是边吸边分泌的。哺乳开始2～3分钟乳汁分泌较快，吸吮7～8分钟后乳汁减少。

婴儿出生后越早开始哺乳越好，最好在出生后剪断脐带在产床上就开始吸吮母乳，出生后30分钟左右开始吸吮母乳有利于乳汁早分泌。出生后头几天最好按需哺乳，每1～3小时1次，间隔最好不要超过3小时，以后每天喂8～12次。

052　如何喂母乳才能使宝宝吃得最好

母亲应体位舒适、心情愉快、全身肌肉放松。母婴必须紧密相贴，使婴儿体位和母亲相贴，婴儿的头和双肩朝向乳房，婴儿的嘴和乳头处于同一水平位置。母亲将拇指和四指分别放在乳房上、下方，托起整个乳房，避免"剪刀式"夹住乳房（除非乳汁流速过急，婴儿有呛溢时）。每次喂奶前先将乳头触及婴儿的嘴唇，刺激婴儿口张大，使其能大口地把乳头和乳晕放入口内，在婴儿吸吮时挤压乳晕下的乳窦，既能使乳汁排出，又能有效地刺激乳头上的感觉神经末梢，促进泌乳和排乳反射。吸吮持续时间取决于婴儿的需要，让婴儿吸空一侧乳房后再吸另一侧，下次哺乳时先后次序交替，使两侧乳房均有排空的机会，并挤空剩余的乳汁，这样可促使更多的乳汁分泌。喂母乳期间不能让婴儿吸吮橡胶奶头，必要时用小勺喂，以免婴儿产生乳头错觉、拒吸母乳，从而造成母乳喂养困难。

053　妈妈吃什么膳食才能保证母乳的质量

　　母亲膳食营养除满足自身需要外，还应满足泌乳的营养素消耗的需要。轻体力劳动妇女哺乳期每天进食主食450克～500克，蛋类50克～100克，肉类100克～150克，豆制品100克，牛奶250克，蔬菜400克（绿叶菜应占50%）。烹调方法应多用烧、煮、炖，少用油炸，进餐时多喝汤。每日三餐外，可适当加餐2～3次，餐间多饮水，这样可促进乳汁分泌。

　　母亲精神因素影响乳汁的质量。母亲惊恐、愤怒、悲伤、忧虑、焦急和疲劳等精神因素都能使乳汁分泌大受影响，甚至可引起婴儿消化紊乱。母亲心情愉快、生活平和、轻松自如，有充足的休息和适量的运动，有利于乳汁分泌。

054　如何判断母乳量是否充足

　　有的母亲常担心自己的乳汁量不足，不能喂饱婴儿，会影响宝宝的生长发

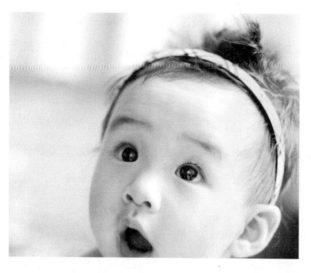

育。可以采用以下方法判断乳汁是否足够：

（1）母亲可从自身乳房变化和婴儿吃奶前后的表现判断奶量是否充足。喂奶前乳房有胀满感，局部表皮静脉清晰可见，喂奶时有下奶感觉，喂奶后乳房变软；婴儿吸吮时，能听到连续吞咽声，有时随着吸吮，奶水会从婴儿口角溢出，说明奶量是充足的；婴儿开始吸奶时，常常急速有力地吸吮，3～5分钟后会吸到大部分乳汁，继而吸吮力变小，婴儿吃饱后会自动松开乳头；宝宝在新生儿期夜间睡2～3小时就醒，随月龄增大，夜间睡眠时间达5～6小时，则提示婴儿每次都能吃饱。另外，啼哭不一定是婴儿饥饿的信号，还有很多原因，如太冷、太热、不舒服、要妈妈抱等都可用"哭"来表示。妈妈从哭声可学会区别婴儿不同的要求。

（2）观察婴儿尿量多少，如每天8次以上，每次尿量不少，则表示婴儿每天摄入的乳量充足。

055 母乳喂养宝宝，如何知道宝宝是否吃饱了

母乳是否吃饱的最重要指标是宝宝体重增长是否正常。这个月的宝宝体重增长为1000克左右，每天增长30克～40克。如果体重增长正常，就不用担心。如果体重增长不足，改进喂哺姿势很重要。喂哺姿势可以总结为"三贴""三姿"和

含住乳晕。"三贴"是：宝宝的嘴和下颌紧贴妈妈乳房；宝宝和妈妈胸贴胸；宝宝和妈妈肚子贴肚子。"三姿"是：妈妈坐着喂；妈妈躺着喂（适合夜间），但妈妈不能睡着，以免引起宝宝窒息；妈妈怀抱宝宝喂（适合剖宫产母亲）。含住乳晕，是宝宝的嘴要含住妈妈的乳头和乳晕，这样才能更好地吸吮。

　　如果经过努力，宝宝体重仍然增长不满意，可以用电动吸奶器吸出母乳看有多少量。一般宝宝这时的吃奶量每天应在500毫升左右，分8次，每次约为60毫升。如果每次吸出母乳为30毫升，应该每次吃完母乳后补充配方奶30毫升。先吃母乳，后吃配方奶，否则影响宝宝吸吮母乳。白天勤哺喂母乳，可增加母乳分泌，随着母乳增多，逐渐减少或停喂配方奶。

056　新生儿皮肤上有小疹、色斑，有问题吗

　　新生儿皮肤上常见小疹和色斑，如粟粒疹、青记、橙红斑等，这些都是暂时的现象，以后会消失，家长不用担心。下面我描述这些小疹和有色斑的特点，供家长参考。

粟粒疹

粟粒疹长在鼻尖、鼻翼、颊部和颜面等部位，是因为皮脂腺堆积形成的针头样、黄白色的皮疹，以后随着脱皮会自然消失。

青记

有些新生儿在背部、臀部皮肤上有蓝绿色色斑，有的很大一片，这是因为特殊色素细胞沉着所致，俗称青记或胎生青痣，大多数青记会随着宝宝年龄增长逐渐消退。

橙红斑

橙红斑常分布于新生儿前额、后颈发际或眼睑，是一种微血管痣，一般数月

内可消失。

057 什么是新生儿生理性黄疸

新生儿约有50%~80%在早期会出现生理性黄疸，这是由于胆红素代谢的特点造成的，是正常发育的过程。血清总胆红素达5毫克/分升时皮肤可表现为黄染。足月新生儿生理性黄疸多于生后2~3天出现，4~5天达高峰。轻者仅面颈部发黄，重者身体、四肢和巩膜发黄，一般没有症状，黄疸通常持续7~10天可消退。

058 为什么新生儿出院后观察黄疸是否加重非常重要

一般新生儿出生后2~3天就出院了，如果孩子有黄疸，家长要特别注意每天观察宝宝黄疸是否加重。如何观察呢？要在白天很亮的自然光线下观察，如果你感到宝宝皮肤颜色明显变黄，并有精神萎靡，表现为嗜睡、吸吮力弱、不吃奶、四肢无力等，应立即去医院查血胆红素。72小时前后血胆红素高于12毫克/分升，就应该立即做蓝光治疗，重者要紧急换血治疗，否则有可能导致新生儿胆红素脑病。就是说，胆红素可以通过血—脑屏障，进入中枢神经系统，损伤大脑神经细胞，特别是基底核的视、听神经细胞，引起听力损失、眼球运动障碍，更严重的是可引起不随意运动型脑瘫，这是一种很难康复的脑瘫类型。这些严重的疾病是可以通过早发现和早治疗得到预防的，所以，家长千万不要忽视观察新生儿黄疸是否加重这件大事。

059　什么是母乳性黄疸

和生理性黄疸相似，母乳性黄疸通常发生在足月新生儿出生后2～3天，但黄疸较重些，消退时间可晚一些，但宝宝一般状况好，吃奶好，粪便色黄，尿色不黄，不影响生长发育。据统计，我国新生儿母乳性黄疸发生率（血清总胆红素高于12.9毫克/分升）为34.4%。

060　母乳性黄疸如何处理

母乳性黄疸分早发型和晚发型两种类型。

早发型黄疸

早发型发生在生后1周以内，在生后2～3天出现，高峰期在生后4～5天，和生理性黄疸相似，但比前者重，消退时间晚。造成的原因是母亲不会喂奶，虽然奶很多，但宝宝无效吸吮，使孩子处于饥饿状态，胎粪排出延迟，使肠道内胆红素重吸收，造成黄疸加重。干预方法：少量多次喂母乳，宝宝吸乳时使其脸朝向乳房，宝宝胸部贴住妈妈的胸部，宝宝的小嘴含住妈妈大部分乳晕，保证孩子吸入足够的乳量。如果母乳不足，必要时用小勺加喂配方奶，同时进行光疗。

晚发型黄疸

晚发型黄疸发生在生后7～14天，在生理性黄疸减轻后又加重，黄疸最严重时发生在生后2～3周或可延长到2～3个月。干预方法：暂停母乳2～3天观察，黄疸减轻，继续母乳喂养，黄疸可有轻度反弹，随后继续下降而消退。停母乳期间喂配方奶，挤出母乳，保证母乳继续分泌。

061　新生儿呼吸为什么有时快、有时暂停

　　新生儿肋间肌比较薄弱，呼吸主要依靠膈肌的升降，表现为呼吸时腹部起伏。新生儿呼吸运动较浅表，呼吸频率较快，每分钟35～45次。出生头2周呼吸时快时慢，短暂的呼吸增快到每分钟80次以上，属于正常现象。在浅睡时呼吸常不规则，可有3～5秒的暂停也是正常现象。如果宝宝醒来精神好，吃奶和体重增长正常，对于这种呼吸的表现，父母不用担心。

062　新生儿出生后饥饿过久有什么风险

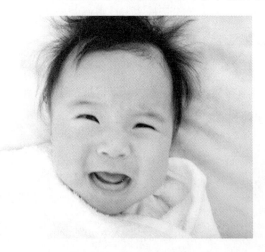

　　新生儿体内糖原储备不多，如果出生后12小时内未补给，糖原就可消耗殆尽，所以新生儿容易发生低血糖。低血糖时间长了，可以引起脑损伤，主要损伤大脑的枕部，在头颅核磁片上可以显示大脑枕部软化损伤，其中半数有视力损害。曾有一位新生儿，父母希望全母乳喂养，但在孩子出生后2～3天母乳很少，为了坚持母乳喂养，坚决不给孩子喂配方奶，结果引起大脑枕部典型的低血糖软化灶损伤，来就诊时，父母非常

痛心。其实，如果能及时给新生儿补充其他营养食品，可以免除低血糖的严重后果，过后，同样可以实现母乳喂养。

063　什么是马牙和螳螂嘴

新生儿的牙龈上可见白色小颗粒，这是上皮细胞堆积或黏液腺分泌物包囊形成的，俗称"板牙"或"马牙"，可存在较长时间，切不要挑破，以防感染。

新生儿两侧颊部各有一个隆起的脂肪垫，俗称"螳螂嘴"，有利于吸吮乳汁，不可挑破。

有的新生儿上腭中线上可见大小不等黄色小结节，直径2毫米～4毫米，也是由上皮细胞堆积而成，数周后自然消退。

064　新生儿头颅为什么有肿块

自然分娩的宝宝，头顶部受到产道挤压，可有水肿和瘀块，一般数天内可以消退。有时可有头颅血肿，表现为囊肿样的肿块，通常需要2～3个月消散，不需要处理。

065　新生儿乳房增大怎么办

有的新生儿在生后4～7天常有乳腺增大的情况出现，有的如蚕豆大，有的像核桃大小，少数可见黑色乳晕。这是由于母体内分泌的激素引起的。2～3周后可以自行消退，切不可挤压，以免引起感染。

066　女宝宝为什么外阴部有分泌物

有些女宝宝出生后5～7天在外阴部有白色黏液分泌物从阴道流出，可持续2周，有时有红色血样分泌物，俗称"假月经"。这是由于分娩后母亲体内雌激素对胎儿影响中断所造成的，以后会自然消失，家长不用担心，不需要找医生诊治。

067　宝宝吃母乳需要喂水吗

母乳喂养的宝宝，不必喂水。因为母乳分泌能自动调节乳汁中的含水量，即使在非洲热带地区母乳喂养儿也可不喝水。人工喂养儿可以在两次奶中间喝点儿水，水量由宝宝自己掌握，不愿意喝就不勉强。

068　宝宝吃奶量怎么掌握

如果宝宝吃奶能维持每3小时一次，可以根据每次吃奶量计算一天的吃奶量。一般1～3个月的宝宝每天奶量为500毫升～750毫升，分8次，每次为60毫升~90毫升。每个宝宝吃奶量不尽相同，应根据个体情况决定。母乳喂养提倡按需哺乳，奶量能自动调节，宝宝体重不会增长过快。人工喂养的宝宝容易发生过度喂养，使宝宝体重增长过快。宝宝婴儿期过胖，成年后易患肥

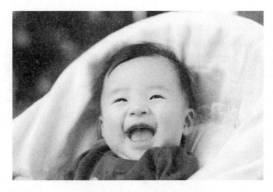

胖、高血压、糖尿病等成年慢性疾病。所以，不是宝宝越胖越好，体重增长适当才是最好的喂养效果。

069 宝宝奶量摄入不足有什么表现

（1）体重增长不达标。

（2）如果宝宝是母乳喂养，每次吃奶时间少于10分钟。

（3）宝宝每天排尿少于6次。

（4）如果宝宝睡整夜觉不吃夜奶，可能会摄入奶量不足。

（5）宝宝排便不规律，大便少而干硬。

070 为什么宝宝经常会从口内流出些奶水，有时吐很多奶

小婴儿溢奶，是指喂奶后从口边溢出奶液，量不多，少数婴儿在喂奶后片刻

因更换尿布等改变体位引起溢奶，如婴儿情况良好，不影响生长发育，随月龄增长溢奶现象减少，至出生后6个月自然消失，属正常现象。

吐奶和溢奶不同，吐奶是奶水多，且急速从嘴里涌出。吐奶也是小婴儿常见现象，与小婴儿消化道解剖和生理特点有关。小婴儿的胃容量小，位置比较横，上口即贲门括约肌发育比较差，下口即幽门通向肠道，幽门括约肌发育较好。因此，新生儿胃的出口紧而入口松，奶液容易反流引起呕吐。随着宝宝生长发育，6个月后这种现象逐渐消失。

正常宝宝如果喂养或护理不当均可引起吐奶。常见的原因如喂奶次数过多，喂奶量过大，或奶嘴的孔径过大、出奶过快，或喂奶时奶瓶中的奶没有完全充满奶嘴，吃奶的同时吃进了空气，或喂奶后过多变动体位等。通过改进喂养和护理方法，再加上吃完奶后竖抱起来拍拍婴儿背部，让他打嗝，并让婴儿采取右侧卧位等方法，均可有效预防吐奶。如果吐奶变得严重时应去医院检查并及时治疗。

071 宝宝的大便经常是稀的，每次吃完奶都要拉大便，正常吗

宝宝的大便应为淡黄色、黏稠状，中间夹杂着一些细小的颗粒，有时稀如米糊状，每日数次。喝配方奶宝宝的大便通常呈褐色或黄色，质地比母乳喂养的大便黏稠。不同的宝宝排便规律差异较大。有些母乳喂养的宝宝每次进食后不久就会排便，这是胃结肠反射造成的，每当胃部有食物进入时就会刺激消化系统活动，引起排便，以后随着消化系统功能成熟会好转。

072 该时期的宝宝每天排尿多少次为正常？尿黄有什么问题吗

排尿频繁的宝宝每1~3小时一次，排尿不频繁的每天只有4~6次，一般每天排6次以上为正常。正常的宝宝排尿每天少于6次，可能是奶量不足的表现。此外，宝宝的排尿量在生病、发热或气温非常高时可明显减少。排尿不应有疼痛感，如果排尿时哭闹应找儿科医生检查。健康宝宝的尿液呈淡黄或深黄色，颜色越深表明尿液越浓，说明婴儿摄入的水分越少。

073 宝宝尿布上有粉色痕迹，有问题吗

有时妈妈会发现宝宝尿布上有粉色痕迹，以为是血液，很着急。其实，这种颜色的痕迹通常代表宝宝的尿液浓缩，是一些盐类沉淀物，给宝宝多喂奶或适当喂水可消失。如果长期可见粉色的痕迹应找儿科医生咨询。

074 宝宝哭闹怎么办

哭闹对婴儿有重要意义。婴儿感到饥饿或者困倦时会哭闹，也可能因为有不舒服的地方，如视觉或声音的刺激过强。还有的宝宝会没有什么原因地哭闹，

哭闹以后才入睡。父母要仔细体会宝宝的哭声，比如，分辨出他什么时候想要人抱，什么时候想要人哄，要逐渐理解他不同的哭声有什么不同的要求，并及时去满足他。生后头几个月的宝宝，解决他哭闹问题的最好办法是迅速回应。这么小的孩子是不会被宠坏的，因为他还没有记性，如果家长对他的求助信号及时回应，他会感到很舒服，就能吃好、睡好、长得好。如果找不出婴儿哭闹的原因，可以用下面的办法安慰他：抱他在怀里来回摇摆、走动，轻轻地抚摸他的头，拍打他的后背，用薄棉布将他舒服地包裹起来，对他唱歌、温柔地说话，放优美的轻音乐给他听。如果这些方法都不管用，可能最好的处理方法是让他自己哭一会儿，这样反而会让他更快地入睡。有的宝宝哭闹是因为生病，如果发现宝宝发热了，要及时就医。

075　孩子从小和妈妈分床睡好不好

新生儿经常要吃奶，老的观念认为婴儿应该睡在妈妈身边，这样孩子睡得暖和，妈妈喂奶护理也方便。实际上，分床的好处很多。父母可以将一个小床放在大人的床旁边，孩子吃奶的时候抱过来也很方便。现在很多宝宝用尿不湿了，除了大便，一般尿尿不用换尿布了，所以分床睡不会给妈妈带来很多不便。新生儿和妈妈分床睡的具体好处有：

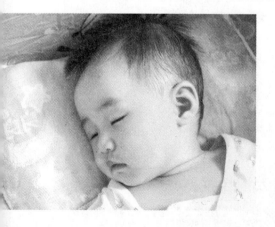

（1）新生儿的皮肤娇嫩，容易感染，孩子独自睡小床容易保持环境的清洁，避免感染。小床的被、褥、床单都小，容易拆洗、消毒，这样对保护新生儿细嫩的皮肤非常重要。

（2）分床能给孩子带来安全和温暖，母亲也可以休息得更好。新生儿自己不会翻动，成人睡觉时不可避免地要经常翻身，一不小心就可能压到孩子。我就见过一个孩子被妈妈用被子捂住后导致脑缺氧，大脑发育小了一圈，以后很可能智力低下。

（3）分床可以使母亲在有限的时间里休息得更好，不需要常常提心吊胆，一会儿怕压着孩子，一会儿怕闷着孩子，一会儿又怕被子没有盖好，使自己睡得不踏实。

（4）分床睡是培养孩子独立性的开始。独立性的发展快慢与父母的观念、教育方法有很大的关系。分床可以对孩子独立性发展起一定的促进作用。

（5）小床灵活，便于搬动，可以经常调换方向和在小床上挂些玩具，以促进小宝宝的视觉和听觉进一步发展。

076 宝宝晚上哭闹多，经常抖动或惊跳，正常吗

如果宝宝是早产儿，有脑损伤，或足月儿有窒息、高胆红素血症等造成的脑损伤，在生后头几个月可表现夜间哭闹、睡眠不安稳，经常伴有抖动或惊跳，这是脑损伤引起的激惹症状，可以通过搂抱安慰或让宝宝俯卧在妈妈胸腹部，以便宝宝能睡得安稳些；或用棉包被将他舒服地包裹起来，也有助于宝宝的睡眠。另外，给宝宝每天补充维生素D400国际单位，也有利于神经系统稳定发育。母乳中缺乏维生素D，所以必须要额外补充。如果是配方奶喂养，可以计算进食配方奶量中维生素D的含量，如不足，应服用维生素D制剂补充。如果宝宝惊跳和抖动过多，应找儿科医生检查。

077 宝宝在抱着时睡得很好，放到床上睡一会儿就醒了，能一直抱着睡吗

　　新生儿每天睡眠时间14～20小时（平均16小时）。他们不知道白天和夜晚的区别，每3～4小时要吃一次奶，所以他们不分昼夜要经常醒来吃奶。大人的怀抱和妈妈的乳房让他能睡得更好。妈妈的乳房可能成为安抚奶嘴，可以让宝宝含着奶头睡，但要警惕别让乳房堵住宝宝的口鼻造成窒息；也可用安抚奶嘴放进宝宝的口内吸吮。这个阶段如果抱着宝宝时他睡得很好，放到床上睡一会儿就醒了，白天可以抱着宝宝让他睡觉，晚上用棉包被包裹宝宝使他睡得更安稳。

078 宝宝白天睡得多，夜间经常醒怎么办

　　小婴儿昼夜颠倒经常发生，妈妈可以开始培养他晚上多睡睡、白天多醒醒的习惯。夜间喂奶时尽量保持安静，不要开灯，尽量减少夜间更换尿布的频率，喂奶或换完尿布后不要和他玩，立刻将他放回去睡觉。白天一觉超过3～4小时要提前把他叫醒，跟他玩一会儿，这样可以培养他白天少睡、晚上多睡的习惯。这样做，昼夜颠倒的问题通常在预产期后3～4周就能解决。有很多宝宝在2个月时晚上就能睡较长的觉了。妈妈感到轻松愉快，精神好，宝宝也能在白天多看、多听，发展智力的机会更多了。

079 宝宝晚上要定时喂奶吗

新生儿应该按需喂奶，特别是母奶喂养的宝宝，勤喂和勤吸奶可以增加母乳的分泌。有的宝宝夜间睡眠持续时间较长，需要叫醒宝宝吃奶，夜间吃奶间隔不能超过3～4小时，这样做除了促进母乳分泌外，还可以避免小宝宝低血糖的发生。

080 宝宝为什么睡眠不安稳

新生儿每个睡眠周期约45分钟。睡眠分为深睡和浅睡。年龄越小浅睡时间相对越长，约占睡眠时间的1/2。深睡时很少运动，呼吸规则。浅睡时常常有吸吮动作，肌肉颤动，面部有时出现微笑、有时似做鬼脸、有时噘嘴，身体像伸懒腰，有时一阵阵突然发生肌肉运动，偶然发声，呼吸不规则。

有的妈妈对宝宝观察得非常仔细，误认为浅睡眠时的表现为睡眠不安稳，宝宝可能有什么不适，对宝宝过度护理，反而影响了宝宝的正常睡眠。因此，妈妈要认识宝宝浅睡的表现。宝宝在浅睡时，除吃奶外，尽量不要因过多关照和护理，打扰宝宝的美梦，因为浅睡对大脑发育很重要。如果在宝宝浅睡时不打扰他，让深睡和浅睡两种状态交替进行，逐渐延长夜间睡眠时间，有利于大脑发育。

081 如何知道宝宝发育是否正常

要判断孩子发育是否正常，对于该月龄来说，从大运动、精细运动和面部表情的表现来评定。这个月宝宝扶坐时，头能竖立5～10秒；俯卧位时头能短暂抬离床面；眼能注视距离20厘米的人脸、红色的玩具或黑白图片；哭声响亮，在睡梦中可有微笑。

082 本月是否就应该开始早期教育呢

足月新生儿已经表现出很多令人惊奇的能力。他们会看、能听，有味觉、

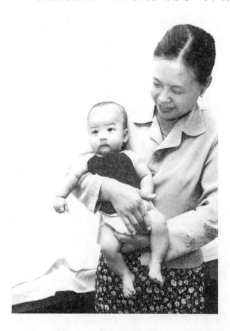

嗅觉、触觉和交往等能力，还有四肢和全身自然活动的能力。这些感觉和运动能力是他们心灵的"窗口"，它们敞开着，随时准备捕捉来自环境的良好信息。

这些"窗口"是眼、耳、口、鼻、皮肤等感觉器官，还有看不见的平衡感觉和运动感觉。宝宝的大脑有上千亿个神经细胞渴望着从"窗口"进入的适当刺激，并随时接收和处理这些信息，这就是学习的开始。这些信息如同阳光和雨露促使神经小树（即神经

细胞）苗壮成长，神经信息通道（即突触）建立起来，这是宝宝大脑发育的关键时期。

083 宝宝经常睡觉、吃奶或哭，什么时候做早期教育

早期教育是一种按照婴儿智能发育的规律，有目的地进行环境丰富的教育活动，以促进婴儿的智能发育。但是，宝宝现在经常睡觉，有时哭闹，有时吃奶，什么时间进行早期教育呢？首先，要了解婴儿有6种不同的意识状态，每天会循环多次，除了深睡、浅睡两种状态外，其他是清醒状态。清醒状态包括瞌睡、安静觉醒、活动觉醒和哭。

6种意识状态表现为：深睡时静静躺着不动；浅睡的表现为睡眠中有肢体的活动，易受响动的惊吓；瞌睡时眼睛半睁半闭，打哈欠；安静觉醒时眼睛睁大，表情灵活，肢体无活动；活动觉醒状态表现为表情和肢体活动多；哭时肢体乱动。

当你熟悉宝宝的状态变化规律后，在宝宝觉醒时，你在他的耳边轻轻摇动带响声的玩具，他会扭过头去看这个发出奇怪声音的东西。

当宝宝神经系统发育更成熟后，他会根据你的作息规律开始形成一个哭泣、睡觉、吃、玩的相对稳定规律。他每隔3～4小时吃一次奶，接近满月时白天清醒的时间会延长，反应更机敏，可以接受视觉和听觉刺激。

084　如何对宝宝做视觉刺激

新生儿一天大部分时间是在睡觉，每天觉醒时间很少。按照他的作息规律，觉醒时他就会看、会听。这时宝宝爱看人脸，但有些近视，看的距离在20厘米处最清楚；能辨认红色，喜欢看活动的东西。

如何吸引宝宝看人脸呢？妈妈用充满爱心的语言边说边活动头部吸引宝宝的注视，当宝宝注视时，妈妈试着慢慢移动头的位置，宝宝会转头追视。

在宝宝觉醒时，特别在给宝宝喂奶时，妈妈要用慈祥的目光、温柔的语言对宝宝说话，和宝宝进行面对面交流。如果妈妈经常逗宝宝，宝宝被逗笑的表现会提前出现。

新生儿喜欢看红色和活动的东西，用红球在距他眼睛约20厘米处轻轻晃动，当宝宝注视红球时，慢慢移动红球，宝宝的目光能追随红球。

也可以给宝宝看图片。宝宝喜欢看对比强烈的图案，最喜欢看黑白图，如黑白的同心圆、棋盘格或简单的人脸图案。

085　如何对宝宝做听觉刺激

这个月的宝宝听觉发育完全成熟，研究证明，其能辨别某些声音。宝宝非常喜欢妈妈较高音调的耳语。我出门诊时，喜欢用双手托起仰卧位的宝宝，让妈妈在距离他的耳旁5厘米~6厘米跟他说话，他会扭头寻找并以亲热的目光注视妈妈，使妈妈非常感动。

婴儿对噪声很敏感，如果你在他的耳旁发出很响的敲击声，他可能会"停机"，变得像什么都没听到一样，没什么反应，但也可能非常敏感，甚至会惊吓得大哭起来，还会努力扭动身体试图远离噪声。当声音换成优美的音乐时，他会机灵起来，头和眼睛会转向声源。婴儿不仅有很好的听力，他还会记住听过的声音，如在哭闹时听到母亲孕期听过的音乐，就会停止哭闹。

知道了宝宝有良好的听觉能力，家长就应该在喂养和护理宝宝时经常温柔地和宝宝说话，做什么说什么，也可以用简单的语言表达对他的爱。另外，可以用一个有声响的小盒，在宝宝的耳旁轻轻摇动，发出声音，宝宝会转头用眼睛寻找小盒。家长还可以经常给宝宝播放优美的音乐。

086 宝宝很弱小，家长能给他做哪些活动

该月龄的宝宝有一定的运动能力，例如竖抱时头能竖立1~2秒、扶站立位有踏步动作、俯卧位时有爬行活动、触碰手心有抓握反应、头颈部位置变动时有拥抱反应。这些都是先天反射性的动作，出生后6个月内先后消失，由随意运动代替。

妈妈可以利用宝宝吃奶后拍背打嗝的时间，让宝宝练习竖头。另外，白天宝宝吃完奶半小时到1小时不吐奶时，可以让宝宝呈俯卧位，在前面逗引宝宝练习抬头，每日2~3次，每次1~2分钟，有利于运动能力的发展，也有利于头形异常的纠正，但是要在成人的看护之下进行。宝宝晚上必须采取仰卧位睡，这样比较安全。

每次洗完澡，让宝宝光着身体呈俯卧位，有的宝宝会自动爬行。扶宝宝站立位，使宝宝身体前倾，让他的足底触碰较硬的平面，有的宝宝会主动做出迈步动作。家长扶着宝宝随着他的步伐向前，有的宝宝可以迈数步，甚至十多步。但是，这些是先天反射，1~2个月后自然消失，不需要练习。宝宝会有抓握反射，妈妈可以将自己的手指放进宝宝的手心内，他会紧紧握住妈妈的手指，这会使不安定的宝宝安稳下来。

087 为防止宝宝小手抓破脸，可以给宝宝戴手套或穿长袖衣服吗

不要给宝宝戴手套或穿长袖衣服，因为将手盖住会妨碍新生儿的手接受触觉刺激。俗话说："心灵手巧。"指挥手部动作的大脑结构要比指挥躯干动作的多，如果不让小手接受触觉刺激，会使手的动作发育延迟，不利于大脑发育。为防止小手指抓破脸，可以经常给宝宝剪手指甲，即使偶尔抓破脸，也不会留下瘢痕。

新生儿四肢经常屈曲、手握拳，在觉醒或哭闹时，四肢和身体自由地活动，如抬胳膊、伸腿，宝宝有时还会将手放进口内，家长都不用阻止、纠正。宝宝的全身运动是有一定规律的，要给宝宝自由活动的机会。还需要提醒家长的是，不要用蜡烛包包裹宝宝，从而限制宝宝的活动。

088 为什么要给新生儿按摩

触觉是婴儿最早发育的感觉之一，是新生儿探察世界奥秘、认识外界事物的重要途径。新生儿全身最大的触觉器官是皮肤，皮肤有灵敏的触觉。它是婴儿认识外界事物、探索世界奥秘的重要途径，在和母亲建立亲密的依恋关系过程中占有重要的地位。

当你怀抱新生儿时，他喜欢紧贴着你的身体，依偎着你。世界上无论什么民族的父母，当他们的孩子哭时，都会本能地抱起自己的孩子，并轻拍、摇动他。

这是充分利用触觉安慰新生儿的动作。

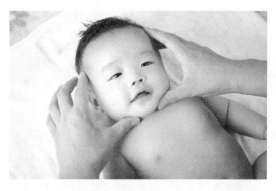

新生儿对不同温度、湿度的物体的质地，以及疼痛时都有触觉感受能力，就是说他有冷热、疼痛的感觉，喜欢接触质地柔软的物体。嘴唇和手是触觉最灵敏的部位，新生儿常通过吸吮手的动作而得到自我满足。总之，触觉是小婴儿安慰自己、认识世界及和外界交往的主要方式。

现代研究证明，通过按摩皮肤进行触觉刺激，对婴儿身体和心理健康有明显促进作用。美国专家研究发现，对早产儿出生后连续进行按摩，每天3次，每次15分钟，体重增加的幅度是没有接受按摩的婴儿的1.5倍；并且接受按摩的婴儿觉醒、睡眠节律更好，反应更灵敏。在8～12个月后这些婴儿体重增长、运动及精神发育方面比对照组婴儿有明显优势。另外，按摩可以增强宝宝的免疫力，促进食物的消化、吸收。

我遇见过一对双胎早产儿，其中一个出生体重只有1.4千克，比他的同胎儿为小。他出生后的体格和智能均不如另一个。他在8个月时还不会坐和翻身，此时父母开始按医生指导给他做全身按摩，每天4次，每次15分钟，并做运动体操等。父母的爱心见效了，2周后复诊，孩子会翻身和独坐，情绪好，反应较前灵敏，吃奶量由每次120毫升增加到150毫升，入睡快，夜间睡得较以前安稳。更令人惊奇的是，在同样环境中生活的另一个孩子经常感冒、发热和咳嗽，而接受按摩的孩子只流些鼻涕，无其他症状。这说明原来较弱小的婴儿比较强壮的孩子有更好的抵抗力，这要归功于按摩的功效。我相信，如果这个早产儿从出生后开始接受按摩，他现在的体格和心理发育状况一定会更好。

089　给宝宝做按摩应注意什么

　　各国流行的对婴儿的按摩模式不完全相同，因此，不必拘泥某些刻板固定的形式。但所有的按摩模式都有基本的程序。先从头部开始，接着是脸、手臂和手、胸部、腹部、腿和脚，然后是背部。每个部位需按摩2～3遍。身体较小的区域用手尖，大点儿的部位用手指、掌心或整个手掌。开始动作要轻，然后适当增加压力，这不但刺激皮肤感觉神经末梢，还可刺激深部感受器。按摩时间从开始数分钟，逐渐延长到15～20分钟。

　　按摩最好在两次喂奶中间进行，或在洗澡以后。室温在22℃～26℃，如果室内较冷，可用取暖器，使宝宝周围局部温度提高到适宜温度即可。给宝宝按摩前大人要先用热水洗手，可倒少许润肤油在手心作为润滑剂。宝宝脱下衣服，躺在铺有垫子的床上、桌上或妈妈双腿上。妈妈可采取合适的姿势进行按摩。

　　按摩是亲子情感交流的最好方式，可自由轻松地进行，可用轻音乐伴奏，边按摩边和宝宝面对面交流谈话。妈妈要密切注意宝宝在接受按摩过程中的反应，根据宝宝反应调整按摩的方式和力度。在按摩进行过程中，宝宝出现以下的反应，如哭闹、肌张力增高、活动兴奋性增加、肤色变化或呕吐等，应停止该部位的按摩，如持续1分钟以上，应完全停止按摩。

　　早产儿体温不稳定，进行按摩时周围温度应在30℃～34℃，或在暖箱、暖床上进行。要考虑宝宝的个体差异，按摩只在那些能从按摩中受益的宝宝身上施行。宝宝患病时应暂停按摩。

090 怎样对宝宝各部位进行按摩

面部

两手对眉弓部由内向外至太阳穴进行按摩，共做8次两个8拍；两手对鼻翼两侧由鼻根部向下进行按摩，共做8次两个8拍（图14）。

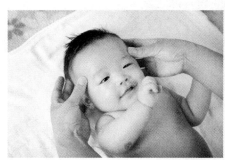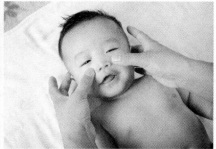

图 14　面部按摩

上肢

大人握住婴儿手腕，从手腕向上按摩至肩部，左右上肢各两个8拍（图15）。

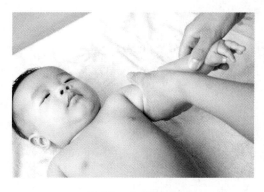

图 15　上肢按摩

胸部

两手依次从胸部中间开始，避开乳头，由内向上、向外环形按摩，共做4次两个8拍（图16）。

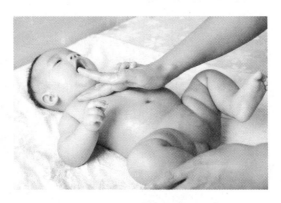

图 16　胸部按摩

腹部

顺时针方向对腹部进行按摩，两手交替共4次两个8拍（图17）。

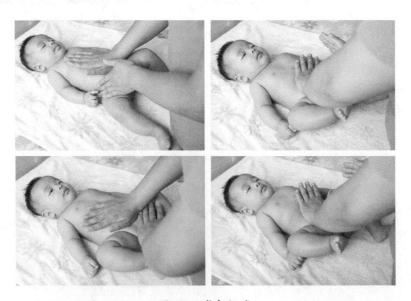

图 17　腹部按摩

下肢

大人握住婴儿足踝，从足踝向上按摩4下至大腿根部，左右下肢各两个8拍（图18）。

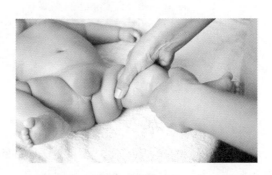

图 18　下肢按摩

手脚

对每个手指、足趾进行搓动，每个手指、足趾各4下（图19）。

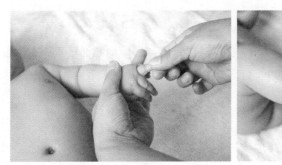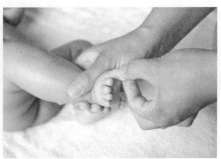

图 19　手脚按摩

背部

中指对准脊椎骨，从尾骨部开始，用适当的力度沿脊椎骨向上推动到颈部，然后从上到下，用双手从脊椎骨向外按摩，两个动作共一个8拍，重复4次，共四个8拍（图20）。

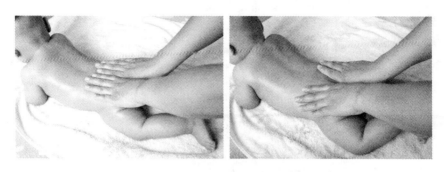

图 20　背部按摩

合谷穴

合谷穴为全身反应的最大刺激点，按摩此穴能缓解头面部各种不适症状，比如牙齿、眼睛、耳朵不适，及鼻炎、呼吸不畅等。取穴方法：宝宝手轻握空拳，弯曲拇指和食指，两指指尖轻触，立拳，父母以手掌轻握拳外，以大拇指指腹，垂直下压即是该穴。每次按压左右手该穴位各1～3分钟。

足三里穴

按摩此穴能调理脾胃，补气血，防治胃肠疾病，如食欲不振、消化不良等。取穴的方法：宝宝正坐，屈膝90°；父母手心侧对髌骨，手指朝向里，无名指指端即是该穴。左右各揉1次，每次1～3分钟。

091　宝宝眼部有分泌物怎么办？是眼部感染吗

有的婴儿一侧或双侧鼻泪管堵塞，眼角会出现一些黄绿色或白色分泌物，睫毛被这些分泌物糊住，这种黏性分泌物并不代表感染，只需要用一根棉棒蘸取干净的蒸馏水，从眼部的鼻侧向耳部的方向擦拭，然后换一根新的棉棒反复擦洗即可。这种分泌物可以在孩子出生后1个月内多次复发，但不会对眼部造成危害，不需要过分治疗就会自愈。如果孩子的眼睛充血或变红，可能患了结膜炎，需要及时治疗。

092　宝宝为什么会流泪

鼻泪管堵塞可以导致宝宝一只或两只眼睛产生过量的泪液，这些泪液顺着脸颊往下流，没有通过鼻泪管流入鼻腔。新生儿鼻泪管堵塞是由于上方的入口被黏膜覆盖，这些黏膜是宝宝出生时没有及时消失而留下的，一般到宝宝9个月时，堵塞的鼻泪管不需要治疗就能自行打开。另外，家长也可以通过轻柔地按摩宝宝内眼角以下鼻梁骨两侧的部位来促进鼻泪管的打开，但这种按摩一定要在儿科医生的指导下进行。由鼻泪管堵塞造成的眼睛有分泌物，并不是真正的眼部感染，所以不需要用抗生素。这种现象随着鼻泪管的发育完善会自然消失。

在极少的情况下需要眼科医生考虑外科手术打开堵塞的鼻泪管。

093　宝宝头顶上长乳痂怎么办

乳痂（脂溢性皮炎）是一种出现在婴儿头皮上的粗糙的片状脂溢性的痂，这是一种非感染性疾病，是由于皮脂腺分泌旺盛引起的，一般在宝宝生后几周开始发生，并在数周或数月后消失，很少给宝宝带来不适感和瘙痒感。经常给宝宝洗头，轻轻按摩宝宝头皮，可以将乳痂洗去并抑制乳痂进一步发展。家长不要用手抠宝宝头皮上的乳痂，以免头皮受伤引发感染。

094 宝宝的口腔内有白色像奶瓣样的东西是什么

　　这可能是鹅口疮。鹅口疮是真菌感染，在新生儿的口腔里有时能看见白点分布在两侧颊黏膜和牙龈上，也可长在舌面和唇黏膜上。轻者只是散在白点，重者融合成片，很像奶瓣。鹅口疮是白色念珠菌感染引起的。由于新生儿抵抗力弱，容易发生鹅口疮，特别是由于患病用抗生素治疗后，更容易引起真菌感染。如果家长发现这种现象要及时找医生用制霉菌素治疗，待口腔没有白点后，还应治疗3～5天。另外，治疗的同时要注意奶具的消毒，母亲喂奶前应洗手。母乳喂养的妈妈要每天更换内衣并煮沸消毒，以免再感染。

095 为什么宝宝脐部凸出一个球形软囊

　　婴儿脐部凸出一个球形软囊是脐疝。脐疝是小儿肠管自脐部凸出到皮下形成的球形软囊，用手指压之易回复。脐疝发生的原因为：婴儿脐带脱落后，脐部两侧的腹直肌在脐部未合拢，留有缺损；各种腹腔内压力增高，如咳嗽、腹泻、过多哭闹等。疝囊为突出的腹膜和皮肤，突出的内脏多为小肠，脐疝很少发生嵌顿，这和腹股沟疝不同，没有嵌顿使肠管阻塞的危险。脐疝在哭闹、咳嗽时增大，用手轻压可使疝内容物还纳入腹腔，并可听到气过水声。脐疝大小在1厘米～3厘米，多无不适的表现，多数在1岁内自己长好，少数不超过2岁即痊愈。家长注意不要用稍大于脐疝的硬币或圆木片包以纱布压在脐疝上，因为这种方法无效，反而可引起皮肤破损以致穿破，有使肠管受到损伤的危险。

096 宝宝有哪些表现，应找儿科医生检查

宝宝有以下表现，应找儿科医生检查：

（1）不会吸吮或吃奶很慢。

（2）强光的照射下不会眨眼。

（3）视线不会注视并追随面前左右移动的物体。

（4）对剧烈的声音没有反应。

（5）四肢很少有动作，看起来很僵硬。

（6）四肢表现非常松软或无力。

（7）经常抖动和惊跳，即使不是在哭泣和兴奋状态下也是如此。

097 如何保证宝宝的安全

（1）避免呛奶。宝宝呛奶时让其侧卧或俯卧头低位并给其拍背，避免奶水进入气管引起窒息。

（2）家中感冒的病人不能接触宝宝，患感冒的母亲喂奶时要戴口罩。

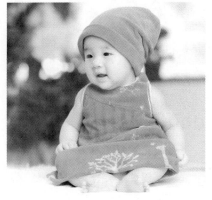

（3）给宝宝洗澡时浴盆内先放凉水后放热水，将热水器的最高水温调到45℃，避免热水烫伤宝宝。

（4）不要让宝宝和大人盖同一条被子，以免妈妈睡着时成人的被子捂住宝宝

引起窒息。

（5）不要让宝宝俯卧位睡觉，不要躺在柔软的毛巾和枕头上；避免剧烈地摇晃宝宝头部；抱宝宝时要用手托住他的头部和颈部。

098 宝宝应进行哪些预防接种

卡介苗

卡介苗是一种减毒的活性牛型结核杆菌疫苗，也称之为减毒活疫苗。接种该疫苗预防结核杆菌感染引起的急性传染病。

出生后24小时内、体重达到2500克、健康的宝宝出院以前就可以接种卡介苗了。如果因为多种原因未能及时接种，出院时要咨询医生补种卡介苗的地点、时间，并及时进行补种。

乙肝疫苗

新生儿选用重组（酵母）乙肝疫苗。接种该疫苗能预防乙型肝炎。

新生儿出生后24小时内接种第一针。母亲为HBsAg阳性的新生儿，出生12小时内进行接种。建议接种乙肝疫苗同时注射乙肝高效价免疫球蛋白，要接种在不同的部位。

099 接种卡介苗后，局部会有什么反应

宝宝接种卡介苗后1～2周，接种局部的皮肤会呈现红色小结节，以后逐渐长

大，微有痛痒，但不会发热；6～8周会形成脓包或溃烂；10～12周开始结痂，痂皮脱落后留下一个微红色的小瘢痕，以后由红色逐渐接近肤色。

100 接种卡介苗后，局部有脓包或溃烂应如何护理

接种卡介苗后局部有脓包或溃烂时，不必擦药或包扎，但局部要保持清洁，衣服不要穿得太紧。脓液如有流出，可用无菌纱布或棉花拭净，不要挤压，2～3个月会自然愈合结痂。痂皮应待其自然脱落，不可提早抠去。如果遇到局部淋巴结肿大应及时就诊。

03

1 ~ 2
个 月

101 该月龄宝宝的体格发育情况应是怎样的

宝宝这两个月每月体重增长约1千克。表2、表3是我国最新的标准。表内平均值为1个月、2个月宝宝体格发育的中等水平，括号内为最低值和最高值。

表2　月龄1个月宝宝的体格发育标准

性别	身高（厘米）	体重（千克）	头围（厘米）
男	54.8（51.0~58.8）	4.51（3.58~5.60）	36.9（34.6~39.3）
女	53.7（50.0~57.5）	4.20（3.38~5.27）	36.2（33.9~38.5）

表3　月龄2个月宝宝的体格发育标准

性别	身高（厘米）	体重（千克）	头围（厘米）
男	58.7（54.6~63.0）	5.68（4.53~7.05）	38.9（36.6~41.4）
女	57.4（53.4~61.6）	5.21（4.21~6.51）	38.0（35.8~40.4）

102 如何应用生长曲线监测宝宝生长发育

生长曲线显示正常小儿的生长规律，又标明正常的变动范围。在第3至第97百分位之间属正常范围（见附录1~3）。使用方法：在测量月龄的位置上找到相应的位置画点，凡是落在25~75百分位内为中等。多次测量的点连成线，看宝宝生长曲线和标准曲线的关系，如是并行的，说明生长良好。如果向上偏了，说明在追赶生长[1]；如果向下偏离，说明生长缓慢，应找寻原因，明确是喂养不足还是疾病引起。宝宝出生后头3个月生长最快，之后逐渐减慢，所以家长不必担心为什么宝宝半岁以后长得慢了。对于早产儿或出生低体重儿，观察生长曲线特别重要，追赶性生长在出生后头半年最重要，占追赶性生长的比例约80%。

103 如何判断宝宝是否吃饱了

判断宝宝是否吃饱的最佳方法是看宝宝的体重增长是否正常。宝宝出生后头3个月每月体重增加约1千克。母乳喂养儿需要按需喂养，白天2~3小时喂奶一次，夜间如果睡眠好，可以4~5小时一次。人工喂养儿在2个月时，每次喂奶量约为120毫升，可以3~4小时喂奶一次，每天奶量为500毫升~750毫升。

104 孩子抱着睡得好，放到床上睡一会儿就醒怎么办

有的宝宝大人抱着睡得很好，白天可以睡很长时间，但一放到床上睡10分钟就醒了，怎么办？其实3个月内的宝宝，如有需要，都可以抱着睡，因为这时的宝宝离开子宫内的生活不久，他不习惯身体没有被包围的环境，如果被抱着，有一种安全感，特别是侧卧在妈妈胸前，还能听着妈妈的呼吸和心跳声，能睡得更好。这时的宝宝还没有自己调节入睡的能力。1~2个月的宝宝每天要睡14~15小

---

1 追赶生长：指因病理因素导致生长迟缓的儿童在去除这些因素后出现的生长加速现象。

时，充足的睡眠对宝宝大脑发育很重要。所以，抱着睡能使宝宝睡得更好是有利于大脑发育的。但是，晚上怎么办？晚上可以用一个棉包被将宝宝包起来，也可以使宝宝睡得更好。很多家长会问："抱着宝宝睡会不会惯坏他，使他形成抱睡的坏习惯？"不会的，因为这时的宝宝还没有记忆力，不用担心使宝宝形成抱着睡的习惯。但是，3个月后宝宝变机灵了，有记忆力了，就要逐渐养成自己入睡的习惯。

105　多大的宝宝需要使用枕头

1～2个月的宝宝有溢奶或吐奶现象时，可将毛巾折叠2～3层约1厘米高当作枕头用，以防吐奶。宝宝长到三四个月时，其颈椎开始向前弯曲，这时睡觉时可枕1厘米～2厘米高的枕头。宝宝七八个月学坐时，胸椎开始向后弯曲，肩也发育增宽，这时应枕3厘米～4厘米高的枕头。枕头芯质地应柔软、轻便、透气，吸湿性好。宝宝新陈代谢旺盛，头部出汗较多，睡觉时容易浸湿枕头，汗液和头皮屑混合容易使致病的微生物黏附在枕面上，极易诱发颜面湿疹及头皮感染。因此，枕头芯要经常在太阳底下暴晒，枕头套要常洗常换，保持清洁。

106　如何知道宝宝发育是否正常

正常1～2月龄的宝宝眼神更加灵活，吃奶的间隙会睁开眼看看妈妈。如果你和他说话，他会停止吸吮，好像在听你说话。仰卧位当他注视你的时候，你慢慢移动头部，他会转头追视你。家长要经常逗宝宝笑，大多数2个月的婴儿当你逗他时，他会显露甜美的微笑，你和他说话时他会发出"啊、哦"的声音。宝宝还会用不同的声音、表情和哭声表达他的需求，如饿了、困了、寂寞了要你抱抱、要大便了等。宝宝有时会安静地听会儿音乐。宝宝会经常吃自己的小手，会两手握在一起。有时在偶然机会他会注视自己的手，因为他不知道手是自己的，可能会想这是什么？在觉醒状态，他的头部和四肢会有自然活动，竖起来时头能竖立十几秒甚至更长时间；俯卧位时会努力抬头，有时能抬到45°。

107 该月龄的宝宝应如何进行早期教育

早期教育是通过丰富的环境促进宝宝智能发育，主要在对宝宝的日常养育活动中进行。家长可以经常与宝宝进行身体上的接触，如通过搂抱等给宝宝建立起安全感。在给宝宝穿衣、洗澡、喂奶或和宝宝玩耍、散步等的时候，给他唱歌或者和他说话，在和宝宝聊天的过程中称呼他的名字，使用简单生动的词汇。家长要对宝宝的表情、声音、肢体动作作出反应。要留意宝宝的情绪变化，当宝宝高兴或者情绪低落时作出相应的反应。尽量满足宝宝的要求，这么小的宝宝是不会被宠坏的，因为他还没有记忆能力。给宝宝提供不同形状、不同大小、不同质地的色彩鲜艳的玩具，给宝宝看一些图画书、卡片和家庭相册，在婴儿床边挂一面不容易破碎的镜子，这样宝宝就能通过镜子看到自己。经常给宝宝播放优美的音乐。2个月的宝宝已经能感受音素，如果你会说外语，可以经常对宝宝说外语，这样，孩子长大后学习外语的能力会更好。

108 1～6月龄宝宝应选择什么玩具

　　给小婴儿玩玩具可丰富他的感知觉刺激和运动能力的发展。玩具应适合1～6个月婴儿智能发育特点，颜色应纯正，如红、绿、蓝色，形态大小适合小手抓握和摆弄；活动后会发出悦耳的声音；质地光滑，没有棱角，无毒，易清洗；不宜太小，以免宝宝吞食。可以选择如哗铃棒，吹塑彩环或彩球，塑料小动物，带

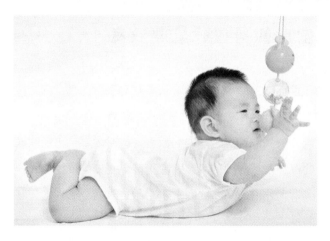

铃的环，软塑料能捏响的玩具和小镜子等；还可以准备音乐旋转的玩具，音乐拉响玩具，发条启动的小动物等；清洗后的塑料小瓶、小汤勺和花手绢等任何使婴儿感兴趣的日常用品。

　　玩具可挂在床栏上方，家长用手摆动玩具，引起宝宝注视，逗引他伸手去够，可放进他的手内，帮助他摇动，也可允许宝宝将玩具放进口内探索。

　　适合小婴儿看的图画要主题突出、颜色鲜艳、明暗对比清晰，如黑白或彩色脸谱，各种动物画、水果画等。家长可将图画拿到宝宝面前20厘米～30厘米处给他看，也可贴在墙壁上，竖抱宝宝去看，每次看短暂的时间即可，可以重复进行。

109 是不是宝宝一哭就应该抱

小婴儿哭是因为他需要帮助，哭就是他的呼叫，因为他相信他的呼叫能招来环境的帮助，特别是父母的帮助，这是婴儿最初对环境特别是对父母的基本的信任感。如果父母这时对婴儿的呼叫置之不理，婴儿就会更使劲地哭，如果再没反应他就会失望，对父母甚至对周围环境失望，从而失去了基本的信任感，在情感上变得冷漠。如果这种情感在以后的发展过程中得不到补偿，那么这个婴儿就会带着不健全的人格走向社会。

但是，婴儿哭是有原因的，比如说他是饿了哭，父母就要过去抱抱宝宝，给他喂食；当他尿湿了哭时，父母过去抱抱他，给他换尿布；当他因为冷了或热了哭，父母过去抱抱他，给他增减衣物。总之，婴儿哭总是有原因的，一定要理解孩子的哭声，及时、准确地给予恰当的处理。当问题解决以后，孩子不哭了，就不一定要抱着孩子。你可以让孩子平躺着，逗他玩，和他说说话，或者让他俯卧，练练抬头。总之，父母要经常关心孩子，必要时抱抱孩子，抱孩子不是目的，而是要设法帮孩子解决问题。有时候孩子并没有什么实际需求，而是感到寂寞了，这时也应该抱抱他。总之，对孩子的哭，父母应该学会理解孩子的需求，做出准确、及时的反应，这样孩子就会建立安全感，逐渐产生对父母的依恋感情。

110 1~2月龄的宝宝喜欢逗笑吗

宝宝1~2个月开始，当成人逗引时会出现应答性微笑。这种微笑发展愈来愈频繁，3个月时有的宝宝会笑出声，还会"啊、呀"发声。当成人离开时，他的微笑停止，会发出某些声音或用眼睛寻找父母，希望父母和他面对面逗笑玩。如果成人不应答，宝宝会哭泣、情绪低落。因此，为了发展宝宝愉快和稳定的情绪特征，父母应尽可能多地和宝宝接触，与他玩耍，同他说话，给他唱歌，包括那些照看起来比较省事也不太哭闹的宝宝。不可因为宝宝天性安静而让他一个人待着，被忽略的宝宝将来很可能表现为对人生淡漠的性格。妈妈和宝宝的交往是他学习与人交往的第一步，为今后发展健全人格奠定基础。

111　如何促进宝宝视觉能力的发展

新生儿就已有视听的能力，1～2个月的宝宝注视能力增强了。为了促进宝宝的视力发展，可以每天对其做视觉练习，特别是有些因脑损伤视觉不灵敏、追视能力差的宝宝，如果加强练习，能有效提高追视能力。具体方法如下：

人脸注视练习

宝宝呈仰卧位，头中线位，妈妈在宝宝平视15厘米～20厘米的距离发出声音，吸引宝宝的注意力，让其看到之后轻轻移动人脸（左右水平方向180°移动），最好连续追两个180°；宝宝俯卧位，抬头45°～90°时，中线位，让其看到之后轻轻移动（左右水平方向180°移动）。在练习时妈妈的表情要丰富，面带笑容，这样能吸引宝宝的注意力。通过注视妈妈的脸，不但能加强宝宝的注视力，还能促进亲子关系，加强宝宝与人的交流能力，提升宝宝的模仿力。

物体注视练习

宝宝仰卧位，头中线位，用黑白卡或红球在宝宝平视20厘米左右的距离，红球原位滚动，黑白卡敲打，吸引宝宝的注意力，让其看到之后轻轻移动红球、黑白卡，左右水平方向180°移动，最好连续追两个180°。效果好的宝宝可以加大难度，微微向上和向下45°。宝宝俯卧位，抬头45°～90°时，中线位，让其看到之后轻轻移动卡片（左右水平方向180°移动）。

112　如何进行俯卧训练

满1月龄的宝宝可以开始俯卧练习，要求在吃奶前1小时、空腹、觉醒状态下进行。俯卧的床面要平坦、舒适，但是不要太软。用语言和玩具引导宝宝抬头。进行训练时可在宝宝胸下经双侧腋下垫一个小枕头，双上肢放于枕前，高度为双肘屈曲时双手能触及床面，同时在宝宝的后头侧至两肩胛骨内侧进行深浅感觉的刺激，头前用带响声的玩具逗引宝宝主动抬头，练习抬头从45°～90°，促进头颈部伸肌的收缩直至头上抬。每次训练10分钟，每日训练4～6次。

1～2个月的宝宝，只要能适应，经常练习俯卧，有利于抬头和爬行，但6个月内的宝宝夜间应采取仰卧位睡眠，这样比较安全。

113　如何促进宝宝听觉能力的发展

为了训练宝宝定向找声的能力和头控能力，可以用小沙锤或拨浪鼓，在宝宝仰卧头中线位时，分别在宝宝左右耳旁10厘米的距离轻轻摇动发声物品3～15秒，吸引宝宝的注意力，让其迅速找到发声物

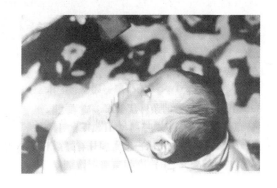

品。宝宝在俯卧位时，用发声性玩具逗引宝宝抬头。这些练习还可以培养宝宝的兴趣，加强对物品的认知能力和促进宝宝的俯卧位抬头能力的发展。练习时周围环境需要相对安静，宝宝不注视任何物体时才能引出听的定向反应。

114 如何促进宝宝手的动作发育

练习手的被动抓握

经常抚摩宝宝双手，将哗铃棒的小棒放入宝宝的手心，宝宝会马上抓住小棒；也可以让宝宝抓住父母的手指。这样做可以使宝宝有安全感，有利于宝宝保持安静。

握持不同质地的手套

让宝宝握持不同质地的手套，如毛线、橡胶、皮革等质地的手套，要洗净，塞入泡沫塑料，用松紧带吊在宝宝床上方小手能够得着处。父母帮助宝宝抓握吊起的不同质地手套，此时宝宝喜欢手的形状胜过有声有色的玩具；还可让宝宝触摸不同质地的玩具，以促进感知觉的发育。

看小手

当宝宝看到自己的小手时也倍感亲切。2个月的宝宝特别喜欢看自己的手、玩自己的手、吸吮自己的手，这是宝宝心理发展的必然阶段，不仅不能干涉，而且还应当提供条件协助宝宝玩手，比如手上拴块红布、戴个哗啦作响的手镯等。

手抓握练习

宝宝的握持反射会随着时间的推移慢慢消失，伴随着握持反射的消失，主动的意识会越来越强。手抓握练习可以增加手的触觉刺激，促进宝宝的主动抓握能力。家长可以轻叩宝宝手背部，使小手张开，将不同质地的小物品如小沙锤、小手绢塞到宝宝手里，使他抓握；让宝宝感受不同质地的物品，如有拇指内收异常，可以抑制拇指不正常姿势。宝宝2个月后可以用小沙锤刺激他的手，练习主动抓物。

115 婴儿被动运动有什么益处

宝宝被动运动是促进身心发展的好方法，能加强宝宝的血液循环及呼吸功能，使骨骼和肌肉得到锻炼，还能增强食欲和机体的抵抗力，促进动作发展，使宝宝灵活性增加、心情愉快。宝宝还可以做无意识、无秩序的动作，逐步形成和发展分化为有目的的协调动作，为思维能力和主动活动打下基础。研究证明，小婴儿做被动运动，对他们的体力和智力的发展均有促进作用。

116 如何给婴儿做被动运动

做被动运动要在婴儿情绪愉快时进行，可播放音乐。被动运动不要太规则，当孩子有主动运动时，也可顺势而动。

上肢

双手伸直对拍两个8拍，双手上举两个8拍，双手贴裤缝两个8拍，双手胸前抱肩两个8拍，双手屈肘两个8拍。

下肢

双腿伸直抬起两个8拍，双腿屈伸两个8拍，双腿分开两个8拍，双腿分开蹬自行车两个8拍。

117 宝宝2个月大还不会寻找声音的来源，那么宝宝的听力正常吗

　　经常有妈妈带着2个月的孩子找我看病，说孩子听到声音不会转头寻找，是否听力有问题？但是当我检查时，这些孩子都会听到声音转头。2个月宝宝头的转动能力较差，为了证明宝宝能听到声音，我让宝宝平卧在诊查台上，我用手托起宝宝的头部，然后让妈妈距离宝宝耳边约10厘米处，在宝宝的视线外，轻轻地呼唤他，宝宝就很快转头面向妈妈，并看着妈妈。然后，我将宝宝的头恢复到中线位，让妈妈在另一侧耳旁轻轻地呼唤宝宝，这时，宝宝的头转向在另一侧的妈妈。反复做几次宝宝都能有这种表现，这会使得妈妈相信孩子是会寻找声音的。

　　如果你不会用上述方法，可以用别的方法证明孩子有听的能力。当宝宝突然听

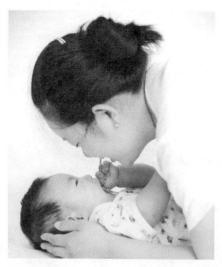

到较响的声音，会出现全身抖动、两手握拳、前臂急速屈曲、皱眉头、眨眼睛等，有时还可以看到吮奶动作。晚上当宝宝睡觉时，如果听到大的声响，他也有惊跳的表现。如果没有以上表现，应该提高警惕。耳聋早期发现、早期干预很重要，如果发现要及时配戴助听器，可以预防语言和智力的障碍。听力最好的检查是听觉诱发电位，如果是正常就肯定没问题。

118 宝宝晚上睡眠很好，要叫醒喂奶吗

如果你的宝宝生长发育良好，晚上睡眠持续时间超过4小时，你不必叫醒宝宝吃奶，不像新生儿那样需定时吃奶。宝宝晚上少吃奶，你不用担心营养不够，晚上少吃，白天会多吃的。宝宝晚上睡眠好，对大脑发育很重要。

119 为什么宝宝会打嗝，打嗝怎么办

打嗝是婴儿一种常见的症状。宝宝以腹式呼吸为主，膈肌是宝宝呼吸肌的一部分。当膈肌收缩时，胸腔扩大，引起吸气动作；膈肌松弛时，胸腔容量减少，引起呼气动作。膈肌运动受迷走神经控制，宝宝出生后头几个月，由于调节横膈膜的迷走神经发育尚未完善，当宝宝吃奶过快或吸入冷空气时，都会使迷走神经受到刺激，从而使膈肌发生突然收缩，引起迅速吸气并发出"嗝"的一声。当宝宝有节律地发出此种声音时，就是所谓的打嗝了，而打嗝本身对宝宝的健康并无任何不良影响。

预防宝宝打嗝的方法：

（1）注意喂养方法：避免在宝宝哭闹时喂奶，哭闹时喂奶容易让宝宝吃进空气；避免宝宝进食过快，如母乳流速太快要轻夹住乳头，控制奶液的流速；如人工喂养要注意奶嘴孔不能过大，奶液要先充满奶嘴，以免吸入空气。

（2）注意保暖：宝宝吃的食物不宜过凉，玩耍时要注意勿使宝宝吸入冷空气。

宝宝打嗝时可以喂点热水，增加衣被以保暖或用玩具逗引转移其注意力；也可刺激宝宝足底，使其啼哭，可终止膈肌的突然收缩；还要记得每次喂奶后一定

要给宝宝拍嗝。另外，要注意小月龄的宝宝在疲劳时也会出现打嗝的现象，这个时候一定要让小宝宝注意休息！

120 有不少家长因宝宝生病停服维生素D，这样做合适吗

宝宝生病时更应该服用维生素D，预防量每天400国际单位。

维生素D除了能促进钙、磷的吸收和利用，预防佝偻病外，还能增强肌肉力量，提高抵抗力，预防宝宝呼吸道疾病发生，减少自身免疫性疾病和心血管疾病的发生，预防糖尿病，抑制癌细胞的增生。

121 有些家长不敢给宝宝服用维生素AD制剂，怕维生素A中毒，这样对吗

维生素A也是人体不可缺少的维生素，它的功能很多：维生素A在视网膜的杆细胞与视蛋白参与视紫红质和视青紫质的合成，对弱光敏感，在暗处视物时起作用，因此，维生素A缺乏时可造成夜盲；保护上皮组织结构的完整和健全，缺乏时皮肤和黏膜角化；促进骨骼和牙齿发育；有促进免疫器官发育及提高免疫力的作用。

目前应用的维生素AD制剂，维生素A和维生素D比例为3：1，一颗AD丸含维生素A1500国际单位，维生素D500国际单位。婴幼儿维生素A预防量为1000国

际单位~1300国际单位。如果长期服用维生素A50000国际单位（约相当预防量的40倍），才有不良反应。因此，服用维生素AD丸是安全的，单独用维生素D丸，造成维生素A不足，将不利于婴幼儿健康发育。

122 宝宝每天在傍晚哭闹厉害，怎么哄都没有用，为什么

大约有1/5的婴儿会出现不明原因的哭闹现象，常常在预产期后2~4周开始，在下午6点到午夜间出现哭闹，每天要哭约3小时，表现为难以安慰的哭闹、伸腿或蹬腿、腹部鼓胀、排气。宝宝不哭的时候，吃奶和精神都很好。对于宝宝这种原因不明的哭闹，父母不必惊慌，一般到3个月逐渐减少和停止。宝宝初次发作时，可能需要医生排除肠套叠或疝气等疾病的可能。

这种哭闹的原因至今不明。下面的方法中某一种可能有效。

（1）母乳喂养儿，妈妈不吃奶制品、辣椒或洋葱等刺激性食物，不饮用咖啡。对食物过敏引起哭闹的宝宝，1~2天后哭闹停止。

（2）抱宝宝走动和轻轻摇动，通过节律性运动和身体接触帮助他入睡，但要避免激烈抖动宝宝以免脑损伤。

（3）将宝宝包裹在毯子中，使他感到温暖和安全。

（4）如果宝宝因为腹部鼓胀而哭闹，可将宝宝腹部放在妈妈的膝关节上，然后轻轻地揉宝宝的后背，对腹部施压有助于缓解疼痛。

（5）如果任何方法都不能使宝宝哭闹停止，可以让他哭一阵，自动入睡。

123　宝宝3～5天排一次大便正常吗

　　有的母乳喂养的宝宝在2～3个月时，3～5天甚至5～7天排大便一次，但排出的大便为黄色软便，没有排便困难现象，不影响生长发育，家长不用担心。这属于正常现象，是由于小婴儿肛门括约肌未发育成熟、胃肠道生长发育不成熟引起的，也可能是母乳消化吸收好所致，称为攒肚。如果宝宝没有不适，可以不用处理。如果时间过长，影响宝宝吃奶量，睡眠不安稳，可以用棉棒蘸植物油涂抹宝宝肛门周围刺激排便。

124　宝宝过度哭闹、胀气怎么办

　　如果宝宝出生后头几个月出现阵发性哭闹，并伴有腹胀，首先要观察有无频繁呕吐、发热、便血、眼睑肿胀、皮疹等异常表现，如果有应及时到医院就诊。如果没有以上危险征象，就不用过分担心。因为小婴儿哭闹可能是发育过程中一过性的现象，大多在4个月后会逐渐好转。如果宝宝哭闹厉害，可以用大方巾紧紧包住他，给予类似子宫的束缚，让宝宝获得安全感，并以温热毛巾敷盖腹部缓解腹胀；也可用温热手以肚脐为中心做顺时针方向的按摩抚触；可以试着改变婴儿姿势，比如让宝宝趴在妈妈的腹部；还可以竖着抱宝宝，使得家长肩头按压婴儿腹部，改善腹部胀气症状。

　　对于哭闹的宝宝，要注意坚持纯母乳喂养，强调顺应喂养，即留意观察宝宝发出的信号，及时做出恰当、有针对性的反应，以满足宝宝的真实需求；要避免一哭就喂，因为过多哺乳可致宝宝吞气过多，加重腹胀和哭闹，形成恶性循环；同时，也应对喂养时间有预见性，以免宝宝因等待而引起哭闹。喂养后应该从斜抱渐次直立抱宝宝，并且辅助拍背，以便宝宝打嗝排出胃内气体。喂奶后2小时，给予腹部按摩，帮助宝宝排出胃肠气体，促进排便。如果宝宝是配方奶喂养，哭闹同时伴有胀气、大便稀，应怀疑乳糖酶活性不足致乳糖不耐受，这时要在医生的指导下短期选用较低乳糖或无乳糖的配方奶。

125 宝宝便秘、排便困难如何处理？应注意什么问题

如果宝宝出现便秘或排便困难，首先需要了解是否伴有哭闹、腹胀、便血等危险信号。一旦宝宝存在以上任何一项危险信号，尤其影响到宝宝身长、体重的增长，应考虑存在肛裂、先天性巨结肠、肛门狭窄、牛奶蛋白过敏等病理情况的可能，需及时转诊。如果没有以上危险信号，需要了解宝宝的喂养方式和喂奶量。提倡母乳喂养，同时乳母应避免摄入辛辣食物。人工喂养的宝宝应注意配方奶要按照说明书上的方法进行冲调，不要冲调过稠，适量增加水或其他液体的摄入量，以增加宝宝大便的次数及大便中的水分。益生元有软化大便的作用，而钙、铁、锌等营养补充剂可能加重大便干结，应在医生指导下应用。

对于便秘的宝宝，可以从2～3月龄开始，餐后给予一定的把便时间，让其保持排便频率的记忆；给宝宝做被动操或主动操，让其多运动，配以腹部按摩，即以脐部为中心，顺时针方向旋转按摩，促进肠道蠕动。要长期、耐心培养宝宝规律性排

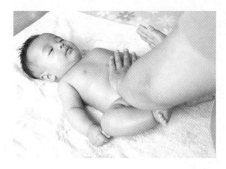

便习惯，饮食干预与行为调整相结合，同时要注意宝宝臀部的护理，避免红臀与肛裂的发生。宝宝排大便前用棉棒蘸植物油涂抹其肛门周围可刺激排便，还可减轻大便对肛门周围黏膜的刺激。必要时用开塞露注入肛门通便。有肛裂时可以用莫匹罗星药膏。

126 男宝宝的阴囊为什么肿大

男宝宝两侧阴囊肿大，可能是鞘膜积液；或一侧大一侧小，大的一边有鞘膜积液。鞘膜积液是由于睾丸周围鞘膜囊内积存了液体，用手电筒光照射阴囊时透光好。鞘膜积液一般对宝宝无危害，9~12个月后自行消失。

有的鞘膜积液是交通性的，在宝宝躺下或休息时减轻，活动增多或哭闹时肿胀会变得更明显。交通性鞘膜积液到宝宝1岁时仍不消失，应找外科医生诊治。

如果阴囊肿大，透光不好，可能是腹股沟疝。腹股沟疝内是肠道，必须通过外科手术修复，但不是紧急的疾病。很少的情况下，肠道会被卡在里面，引起这部分肠道肿胀、疼痛，宝宝有恶心、呕吐的症状，叫作嵌顿疝，需要紧急接受手术治疗。

127 宝宝偏头怎么纠正

胎龄小的早产儿，通常在医院住院时间长，特别是用人工呼吸机的宝宝，由于固定体位的原因，形成偏头或形状不对称，时间长了面部也会不对称。晚上采取仰卧位或侧卧位是安全的睡姿，家长要注意变换宝宝睡的方向，帮助他摆正姿势。用荞麦皮枕头，垫住压偏的头骨，使凸起的部位受压，逐渐纠正偏头。宝宝白天在成人的看护下，可以采用俯卧位，有利于异常头形的纠正。此外，大脑体积在出生后头半年增长1倍，随着脑组织的增大，有利于头形变圆。

128 宝宝的皮肤长湿疹是什么原因

湿疹也称为"奶癣"，有一半以上的婴儿都可能发生，多数症状较轻。导致湿疹的原因大多非单一因素，可能由食物过敏、机械摩擦、阳光、寒冷、湿热、干燥等引起，也可能是药物或化学品刺激、遗传因素等造成的。

129 如何避免食物过敏引起的湿疹

湿疹与过敏有很大的关系，多是对牛奶、鸡蛋等过敏引起。发生部位多从脸部开始出疹子，严重时全身都可出现，表现为皮肤粗糙、有脱屑，严重时会有红肿、渗水，皮肤痒感明显，宝宝常用手抓挠。

当宝宝患湿疹后应排查可能引起宝宝过敏的食物。妈妈要回忆在宝宝患湿疹前吃了什么新食物，吃后湿疹加重说明对这种食物过敏，妈妈尽量避免食用。吃配方奶粉的宝宝，应换成氨基酸或深度水解配方奶粉，改用2周左右，湿疹减轻，即可确认牛奶过敏，应持续吃3~6个月。添加辅食的宝宝，每添加1种食物（比如蛋黄、肉泥等），要留意观察3天，看看宝宝有没有过敏起湿疹。如果有过敏，要及时停掉该食物，3个月后再尝试添加。

130　如何加强对湿疹宝宝的护理

如果宝宝湿疹较轻，只有轻微皮肤脱屑，可以涂抹保湿的婴儿面霜，比如郁美净、硅霜。宝宝湿疹严重，出现皮肤裂口、渗出严重，需要在医生指导下使用含有激素和抗生素的药膏涂抹。不要惧怕使用抗生素和激素药膏，以免宝宝湿疹加重，经久不愈。护理患湿疹的宝宝应注意：保持适宜的室温；衣着适度并选择全棉衣料；避免太阳直射；避免接触各种化学物；注意皮肤保湿；适当减少洗澡次数、少用沐浴液，洗后适量涂抹润肤霜。

131　宝宝腹泻是怎么回事

母乳喂养的宝宝排便次数一般较多，健康的母乳喂养的宝宝排便次数可频繁至每日10～12次，大便为黄绿色，稀糊状，有奶瓣，但宝宝精神食欲好，体重增长正常，则属于正常现象。腹泻是指排便次数较平时明显增加，一般每天增加3次或以上，同时大便性状明显变稀至水样。

引起宝宝腹泻的原因较多：胃肠道发育不成熟；内容物通过速度太快；肛门括约肌发育不成熟；等等。感染性腹泻的大便有脓血便或水样便，可因细菌或病毒感染引起，常伴有发热。

如果宝宝腹泻伴有体重增长缓慢、严重呕吐、大便隐血，有可能是乳糖不耐受或牛奶蛋白过敏引起的。

治疗腹泻的重点是找到腹泻的原因对症治疗而非单纯止泻。另外，宝宝腹泻应找儿科医生诊治。

132　宝宝腹泻如何处理

饮食干预：提倡纯母乳喂养，哺乳时适当缩短一侧乳房喂养时间，减少脂肪摄入。母乳有前奶和后奶之分，后奶中富含脂肪，宝宝吃了容易大便次数多。宝宝不能纯母乳喂养时，建议选择低乳糖、添加益生元、部分水解蛋白配方奶粉。

宝宝患急性感染性腹泻应继续母乳喂养，并注意补充水分。如急性腹泻持续时间超过5天，建议短时间应用无乳糖配方奶。高度怀疑宝宝患感染性腹泻或牛奶蛋白过敏腹泻，应找儿科或专科医生诊治。

护理宝宝要特别关注体重变化，若体重降低，可能是因腹泻引起脱水。要细心护理宝宝的臀部，便后用清水清洗，如果用湿纸巾擦拭，仍需要用清水冲洗，然后用柔软毛巾吸干水分，待皮肤晾干后抹上润肤霜或护臀膏。

133　宝宝外阴部如何护理

由于宝宝大小便频繁，保持外阴部清洁是护理的重点，因为不洁易引起局部皮肤发红、尿布疹或糜烂，不但使宝宝哭闹，而且可引起泌尿道感染。现在父母大多给宝宝用纸尿裤，但是宝宝大便后应及时更换，不能只用湿巾清理，最好用温水从前向后冲洗，以免粪便等脏物污染尿道口。冲洗重点在皮肤褶皱处，然后用软的干棉布吸干水分，晾干皮肤，适当涂婴儿润肤霜。宝宝每次大便后应及时更换尿布和清洗外阴部，确保皮肤清洁干爽。

134   宝宝下肢的大腿纹和臀部纹不对称有问题吗

宝宝下肢的大腿纹和臀部纹不对称（图21-1）是很多家长关心的问题，最担心的是宝宝是否有单侧髋关节脱位。这是一种发育性髋关节脱位，如能发现，越早治疗，效果越好。可以请儿科医生或骨科医生检查：检查时，婴儿呈仰卧位，看双下肢是否等长，等长为正常（图21-2），双下肢不等长表示有单侧髋关节脱位；平卧位屈髋屈膝，两足放床上，如双膝高低相等为正常（图21-3），单髋关节脱位时，双膝高低不相等，可做B超检查进一步确诊。

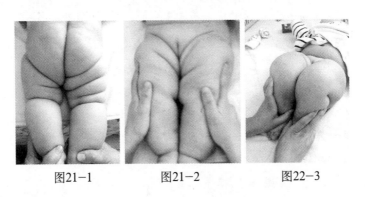

图21-1   图21-2   图22-3

图21　臀纹不对称

135   宝宝尿频、排尿时哭闹怎么办

宝宝有尿频、排尿时哭闹等症状，妈妈要检查男宝宝小阴茎头部有没有发红，女宝宝外阴部是否发红。尿道口发红表明受刺激，所以引起尿频、排尿时有

疼痛而哭闹。这时妈妈更要在宝宝大便后及时更换尿布和清洗外阴，此外，每天用温水清洗外阴两次，水温38℃～40℃，每次10分钟。如果不见好转，应做尿常规检查，排除泌尿道感染。

136 B超发现卵圆孔未闭是不是疾病

卵圆孔[1]未闭不是先天性心脏病，是由于出生以后心脏循环系统改变引起的。胎儿时期，胎儿的心脏在解剖和功能上都和成人不同，营养和代谢产物的交换、氧气和二氧化碳的交换靠胎盘进行，胎儿的肺脏尚无功能，所以在胎儿时期卵圆孔正常是开放着的。宝宝出生以后建立了呼吸，肺脏进行气体交换，因此由一个循环变成两个循环，从而使卵圆孔关闭。但是卵圆孔不是在出生后立即能完全关闭的。卵圆孔在出生后1～4个月内开始关闭的人数最多，约占47.9%，1岁时关闭率增加到77.6%。所以此时B超检查卵圆孔未闭属于正常现象，不是先天心脏病，家长不用着急。

137 宝宝有哪些表现，应找儿科医生检查

虽然每个宝宝都有自己的成长方式和发育速度，养育环境也不同，但该月龄宝宝有以下表现，应该引起注意并咨询儿科医生。

（1）不会注视人脸。

1　卵圆孔，为左右心房间隔中部的一个小孔。胎儿期卵圆孔开放，左右心房血液相通；出生后卵圆孔闭合。

（2）听到很大的响声没反应。

（3）没有注意过自己的手。

（4）不会逗笑。

（5）不会追视移动物体。

138 如何保证宝宝的安全

此阶段宝宝的安全问题与"新生儿期"宝宝的安全问题相同。

139 1~2月龄的宝宝应该接种哪些疫苗

表4 1~2月龄的宝宝应接种的疫苗

月龄	1类疫苗 （免费）	2类疫苗 （自费）	备注1	备注2
1月龄	乙肝疫苗第二针		出生后24小时内接种第一剂次，第一、第二剂次间隔≥28天	预防乙型肝炎病毒引起的传染性疾病
2月龄	口服脊髓灰质炎（减毒）活疫苗第一丸	注射脊髓灰质炎（灭活）疫苗第一针	①2月龄、3月龄口服，其余肌肉注射； ②口服1类脊髓灰质炎（减毒）活疫苗后，不可以再注射2类脊髓灰质炎（灭活）疫苗	预防脊髓灰质炎病毒引起的急性传染性疾病（俗称小儿麻痹症）

月龄	1类疫苗（免费）	2类疫苗（自费）	备注1	备注2
2月龄		五联疫苗第一针	①如果没有口服或者注射过脊髓灰质炎疫苗可以注射本疫苗；②五联疫苗包括：脊髓灰质炎灭活疫苗；吸附无细胞百白破疫苗；B型流感嗜血杆菌（Hib）疫苗	可以预防五种传染病：脊髓灰质炎；白喉；百日咳；破伤风；B型流感嗜血杆菌引起的侵入性感染，例如脑膜炎、会厌炎、败血症、蜂窝组织炎、关节炎、肺炎等
2月龄		B型流感嗜血杆菌疫苗（Hib）第一针	如果没有注射过五联疫苗可以注射该疫苗	预防B型流感嗜血杆菌引起的侵入性感染，例如脑膜炎、会厌炎、败血症、蜂窝组织炎、关节炎、肺炎等
2月龄		口服轮状病毒疫苗第一次	每年口服一次，直到3岁	预防轮状病毒感染引起的急性腹泻，每年10月至次年2月为发病高峰
2月龄		13价肺炎球菌结合疫苗第一针	第一、第二剂次，第二、第三剂次均间隔8周	预防因肺炎链球菌感染引起的一系列疾病

04

3 ~ 4 个月

140 该月龄宝宝的体格发育情况应是怎样的

宝宝体重增长随月龄增加而减慢，月龄3~4个月的宝宝体重每月增长0.45千克~0.75千克。身长第3个月增加3.5厘米，第4个月增加2厘米。表5、表6是我国最新的标准。表内平均值为中等水平，括号内为最低值和最高值。

表5　月龄3个月宝宝的体格发育标准

性别	身高（厘米）	体重（千克）	头围（厘米）
男	62.0（57.7~66.3）	6.70（5.37~8.29）	40.5（38.1~43.0）
女	60.6（56.5~64.9）	6.13（4.96~7.62）	39.5（37.2~41.9）

表6　月龄4个月宝宝的体格发育标准

性别	身高（厘米）	体重（千克）	头围（厘米）
男	64.6（60.3~69.0）	7.45（5.99~9.20）	41.7（39.3~44.3）
女	63.1（59.1~67.4）	6.83（5.55~8.47）	40.7（38.4~43.1）

141 3~4个月宝宝吃奶量应为多少

母乳喂养儿一般按需哺乳。宝宝体重每月增加0.45千克~0.75千克说明喂养合理。人工喂养儿的吃奶量每天为700毫升~800毫升，但也不绝对，因人而异。

142　混合喂养儿应该如何喂养

混合喂养儿的喂养方法有两种：

补授法

婴儿6个月内若母乳不足，仍应维持必要的吸吮次数，以刺激母乳分泌。每次哺喂时，先喂母乳，后用配方奶补充母乳的不足。补授乳量根据婴儿食欲及母乳分泌量而定，即"缺多少补多少"。如果你不知道母乳有多少，可以先挤出来了解有多少，然后再补充适量的配方奶。例如，每天需喂奶量为750毫升，分5次，每次为150毫升，母乳有100毫升，还应添加50毫升配方奶。

代授法

一般用于6月龄以后无法坚持母乳喂养的情况，可以逐渐减少母乳喂养的次数，用配方奶代替母乳。

143　怎样让宝宝学会用奶瓶喝奶

母乳喂养的妈妈休完产假上班的时候可以让宝宝吃储存的吸出的母乳，这时候宝宝需要用奶瓶吸吮，因为宝宝往往拒绝用奶瓶吃奶，所以事先要做些准备。每周要有2～3次通过奶瓶喂宝宝抽吸出来的母乳，使宝宝不拒绝奶瓶喂养方式。

坚持母乳喂养是最好的选择。有的孩子由于母乳不足，需要混合喂养。如果宝宝拒绝吃配方奶，可以将配方奶和母乳混合在一起用奶瓶喂，开始配方奶的比例少一些，逐渐增加配方奶的比例，使孩子适应吃配方奶。

144 为什么宝宝不爱吃奶了

3个月左右的宝宝突然不爱吃奶了，但能喝些水，这是为什么呢？首先，应排除发热、腹泻、呕吐或精神不好等问题。如果宝宝不存在这些问题，可能原因是奶吃多了。不满3个月的宝宝不能完全吸收配方奶中的蛋白质，即使奶吃多时，也不会引起蛋白质吸收过多，不会加重肝肾的负担。但是3个月以后的宝宝，从奶中吸收蛋白质能力增强，从而会增加肝肾的工作量，时间长了会造成"疲劳"，表现为食欲下降、不爱吃奶。

对于这种宝宝，可将奶兑稀一些或宝宝似睡非睡时喂奶。宝宝暂时吃奶少，只要喝水充足，一般不会出什么问题，十几天后，等肝脏和肾脏得到充分休息，功能恢复，宝宝又会喜欢吃奶了。

145 3～4个月的宝宝应该开始培养良好的睡眠习惯吗

是的，宝宝3～4个月时昼夜节律很好建立。白天有固定的小睡时间，晚上为长睡眠，每天平均睡14～15小时。他们白天通常睡3～4个小觉。有的宝宝晚上连续睡眠可达6个小时。这时可开始训练宝宝建立健康的睡眠常规。

给宝宝建立规律的睡眠和喂养习惯的方法：记录宝宝一周的睡眠和喂奶情况，你就知道宝宝的规律了。当宝宝表现为发脾气、揉按眼睛时，表示他疲劳了，想要睡觉，这时你可以将宝宝放在床上让他自己入睡。

3个月的宝宝应当培养不含奶头入睡的习惯，如果宝宝喂奶时入睡了，你应将宝宝叫醒，在他醒时放到床上让他自己入睡，这样做是培养宝宝吃睡分离的习惯。

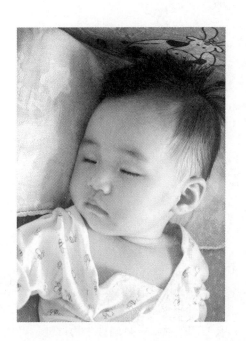

如果宝宝经常晚上醒，妈妈可以先不喂奶，试着安慰一下宝宝。如果妈妈需要喂奶，爸爸可以在一旁给予安慰。如果宝宝从入睡到醒间隔4小时了，也许是饿了要吃奶了，这时就肯定需要喂奶了。

146 如何培养宝宝良好的睡眠习惯

坚持下面的睡眠卫生原则有利于小儿良好睡眠习惯的培养。

（1）睡眠环境应较安静，光线应较暗。

（2）宝宝睡自己的小床（小床可以放在成人大床旁）。

（3）起床和入睡时间应严格规定，加强生理节奏周期的培养。

（4）室温保持舒适水平，不宜过热而扰乱睡眠。

（5）入睡时应避免饥饿，上床或夜间不宜过多喂水，以免因排尿扰乱睡眠。

（6）养成宝宝自己入睡的习惯，避免养成睡前抱、拍、晃或含奶头睡的不良习惯。

（7）睡前1~2小时避免玩得太兴奋。

（8）睡前洗温水浴，做婴儿按摩操有利睡眠。

(9) 白天小睡应适当，避免白天长时间或频繁小睡。

147 宝宝夜间烦躁、哭闹，可能是牛奶蛋白过敏吗

　　牛奶蛋白过敏可引起婴幼儿严重的睡眠失调。牛奶过敏在临床上常难和肠绞痛区别，因为开始于同样年龄，都伴有少睡、烦躁、间断夜间哭闹。牛奶过敏的典型表现为晚上醒（每晚5～6次），总的睡眠时间缩短；白天也经常哭闹；体格检查无明显异常，可能有些宝宝有贫血或便血。诊断可根据临床症状和过敏试验。过敏试验常显示免疫球蛋白IgE水平增高，牛奶蛋白放射过敏吸收试验即RAST阳性。一旦确诊牛奶过敏，可喂养氨基酸配方奶或深度水解蛋白配方奶，数周内可解决睡眠障碍。预防宝宝牛奶过敏应从出生后第一口奶开始，如果第一口奶是配方奶就易导致牛奶蛋白过敏，即使以后全母乳喂养了，如果母亲喝牛奶或吃任何含有牛奶的食品均可引起宝宝过敏反应。

148 如何知道宝宝发育是否正常

　　下面是3～4个月宝宝的正常表现。

　　（1）3个月的宝宝头竖立时间延长，俯卧位时头能抬到90°，到4个月的时候，有的宝宝俯卧位时能用前臂支持并抬起头，竖抱时能转头看，逐渐能从仰卧位翻身成侧卧位或俯卧位（图22）。

　　（2）手的动作开始发展，能吸吮自己的手，看手，双手握在一起，挥动手臂，企图触摸玩具，能抓住玩具把它放到口内。

（3）视觉、听觉更加灵敏，逗他会笑，甚至能笑出声，有时会发"啊、喔"等声。

（4）对成人的话有反应，知道喜欢或不喜欢，有的孩子4个月时会向母亲伸手要抱。

根据以上情况，即使你的宝宝未能达到上述表现，也不用担心，可以按接下来的内容中提到的方法进行干预。

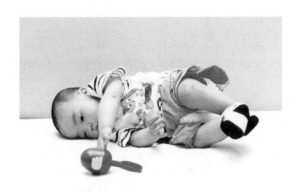

图22 看，宝宝能翻身啦

149 如何进行早期教育

家长除了可以每天在适当的时候给宝宝做按摩和被动体操，还可以按照以下方法促进宝宝智能发展。

（1）要留意宝宝的情绪变化，了解他发出的一些信号，无论他高兴还是情绪低落，都要作出反应，但不要过分溺爱宝宝。

（2）在宝宝穿衣、洗澡、吃奶、玩耍时给他唱歌，和他说话，虽然他们听不懂大人的话，但会使他的语言感受能力提高。

（3）和宝宝面对面说话，模仿宝宝的声音，表明你很愿意和他交流。

（4）经常用玩具逗引宝宝抓握，做动手活动。

家长要在大运动、语言、精细运动、认知、情绪、交往能力等方面对宝宝进行早期教育。

150　如何引导宝宝抬头

一种是仰卧位引导法。3~4个月的宝宝在吃奶前1小时，空腹觉醒状态下进行俯卧抬头练习。俯卧的床面要平坦、舒适，但是不要太软。用语言和玩具引导

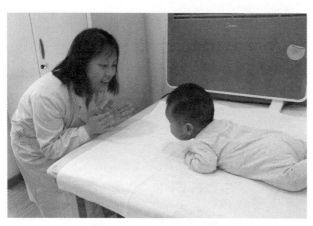

图 23　引导宝宝抬头

宝宝抬头（图23），如果头抬不起来，可在宝宝胸下经双侧腋下垫一个小枕头，双上肢放于枕前，高度为双肘屈曲时双手能触及床面。同时，在宝宝的后头侧至两肩胛骨内侧进行深浅感觉的刺激，头前用带响声的玩具逗引宝宝主动抬头，练习宝宝抬头从45°~90°逐步进行，促进头颈部伸肌的收缩直至头上抬。每次训练10分钟，每日训练4~6次。

平时只要宝宝能适应，白天尽量采取俯卧位，睡眠时俯卧位能睡得更好，但睡眠时应有成人看护。经常俯卧有利于宝宝进行抬头和爬的练习。但是，宝宝6个月前夜间睡眠应采取仰卧位，比较安全。

另一种是母子面对面引导法。宝宝俯卧于母亲身上，固定宝宝上臂和手关节，保持手支撑位。为了促进宝宝更好地抬头，母亲可与宝宝对话、唱歌，或鼓励宝宝伸手抚摸母亲的脸。

151　如何促进宝宝头竖立

因为运动发展是头尾方向，即竖头－翻身—坐—爬—站—走，这些运动的发展需要对抗重力。所以，在宝宝2个月以后就可以开始引导宝宝做抗重力运动。具体方法为：宝宝呈仰卧位，握住宝宝的前臂拉起，使双肩胛带内收，躯干上抬45°～90°，慢慢前后活动，可促进宝宝头颈部前屈和立直，同时可提高躯干的控制能力；也可在躯干屈曲90°的位置将宝宝慢慢向仰卧位的方向放回，这样也可促进宝宝头部前屈。

152　如何引导宝宝翻身

婴儿最早3个月会翻身，但大部分婴儿是5个月时会翻身。翻身是早期运动发展的重要里程碑。翻身晚的原因可能有本身发育的原因，也有引导不够或活动受限的问题。家长注意不要给宝宝穿得太多、裹得太紧，给予宝宝自由活动的机会，宝宝会不学自会。如果适当练习，可使翻身提前出现。

翻身练习方法

（1）将宝宝置于小床单上，家长在宝宝的两头抓住小床单左右滚动宝宝，使翻身练习成为游戏。

（2）从侧卧位到仰卧位：宝宝侧卧，面向一侧，在他头的后上方摇铃，使他慢慢滚至仰卧位，继续重复，直到他开始独立启动该动作，你也可以触他后背诱发他完成运动。

（3）从仰卧位到侧卧位：宝宝仰卧时，轻轻拉他一侧上肢至侧卧；也可以通过给他玩具诱发，将玩具置于宝宝一侧，鼓励他翻至侧卧来抓玩具，开始可能需要你的帮助，继续做，直到他能自己启动。

（4）从仰卧到俯卧：将玩具放在身体的一侧，先将宝宝一侧下肢拉至另一侧下肢上面，使宝宝翻至侧卧，继续用玩具逗引，使宝宝躯干跟随下肢翻到俯卧位。

（5）在床上给宝宝穿衣时或洗澡后，用语言鼓励和玩具逗引使宝宝从仰卧翻成俯卧位。

153　怎样和听不懂语言的宝宝说话

一般人认为，6个月前的孩子根本听不懂大人说话，觉得是否和他们说话不重要，这种观点是不正确的。其实，语言的学习是从出生就要开始的。首先，孩子要学听语音、语词和语调，把这些都储存在大脑中，为语言发育打下基础；同时他们也会把听觉信息、视觉信息及情感信息结合起来，不断提高他们的认知水平。所以，我们要用清晰、亲切的语调与宝宝说话，说出他可以看到的东西，如"我是妈妈""妈妈爱你"，并做出相应的表情和动作。当宝宝能发出一些音时，要积极地回应。如果宝宝发"啊、哦"等音时，你可以说"啊……你要说话呀，哦……你说得真好"等。这种语言环境的营造会使宝宝懂得语言的交往作用，可促进宝宝的语言交往能力的发展。

154　对该月龄的宝宝应如何训练手的功能

3个月的宝宝的手可以完全张开了，这是他们用手抓物的基础，而在此之前，他们存在着原始的抓握反射，当你将物品放到他手里，他会抓得很紧。这个月龄的宝宝原始反射该消失了，宝宝逐渐开始主动抓握了。最开始宝宝只是有这个意识，但还控制不好，所以表现为看到东西后全身都动，似要伸手。家长可把东西放到靠近宝宝手的地方，引诱他去抓，慢慢再放到中线位置，让宝宝伸出手去抓；或在坐位时把玩具放在他面前，让他练习伸手抓（图24）。在喂奶或喂水时，可让宝宝双手扶奶瓶（扶不住正常），观察他平时是否能将两手抱到一起玩。母乳喂养的宝宝，喂奶时可让宝宝抚摸妈妈的乳房。只要没有安全和卫生的问题，可让宝宝触摸各种质地的物品，增进宝宝的感知学习。

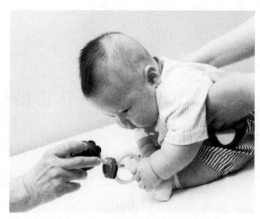

图24 训练宝宝坐位伸手抓玩具

155 你懂得宝宝的需求吗

　　没有接触过孩子的人经常会说，婴儿那么小，什么都不会说，我怎么知道他的需求？怎么跟他们交流啊？可妈妈都容易懂得孩子的需求，这是因为孩子可以用情感来表达他的需求。婴儿早期主要的交流手段就是哭和笑。一般笑比较简单，就是表示高兴和愉快。哭虽然是一种消极的情绪，但对于婴儿来说，哭的意义可不一定是消极的，他要用哭来唤起你的注意，用哭表达他的需求。家长要注意仔细观察宝宝，不要认为宝宝哭就是要抱。如果妈妈足够细心的话，在这个月龄就可以从宝宝不同的哭声中分辨出他的不同需求，比如是饿了还是困了，从而正确地满足他的需求，使宝宝学会交流，建立起母子亲情。不要宝宝一哭就抱他，形成单一的模式。抱孩子是给予他爱的一种表示，我们主张不要等到他哭才抱，要经常抱一抱宝宝，要对宝宝的各种情感反应敏感。懂得你的宝宝，这样做才能建立起安全依恋，是宝宝健康人格发展的基础。

156 大球上运动可以促进前庭功能的发展吗

将宝宝俯卧在大球上，大人扶着宝宝和大球前后左右缓慢地摇动，也可以扶宝宝坐在大球上颠动，宝宝对这种活动会非常喜欢，通过这种运动的感觉刺激来促进脑内平衡感的发展。宝宝从出生开始就喜欢运动的感觉，例如，大人抱着宝宝轻轻摇、上下颠，或抱着在屋内来回走动，都会使宝宝舒适快乐。到5个月，有的宝宝喜欢被扶着跳动，还喜欢旋转、前后左右摆动。宝宝对于这些活动有这么大的兴趣，原因在于出生时就具备十分发达的前庭系统，人类凭这个平衡的感官掌握身体运动与平衡能力。

前庭是胎儿时期和触觉一样最早发育的感觉器官，它位于内耳部位，是一种特殊的装置，能灵敏地感受你身体位置的变动，调整肢体，维持平衡。智能发展是不断累积的过程，前庭系统是最早发育的感觉之一，占了婴儿早期感觉经验的很大一部分。这些经验可能在统合其他感觉和运动方面具有关键性的作用，所以也影响到更高层次的情绪发展和认知能力。有研究证明，增加运动对前庭的刺激可以使坐、爬、站、走运动的发展提前。

157 宝宝爱上了吃手，有什么好办法让其改掉

宝宝吃手指大多从出生后2个月就开始了，这标志着宝宝心理发育进入新阶段，说明宝宝长本事了，是一种健康的自我安慰方式。吃手会使宝宝镇静，是宝宝成长过程中的一种心理需求和一过性行为，无须加以干涉和阻止，过多限制对宝宝是一种伤害。

宝宝吃手也是一个认知过程，有时除了吃自己的小手外，他还会把玩具塞到嘴中，用舌和嘴进行探索，家长不必紧张，从而将玩具从他口中取走，只要事前把手和玩具清洗干净就可以了。待宝宝5～6个月会坐以后，手会抓握玩具或食物，又学会爬行，再把手放进口中的机会就少了。如果这时宝宝还把手含入口中，可用一个玩具或一块饼干替代。

158 为了卫生严格限制宝宝吃手，可能有什么后果

有的家长因为7～8个月大的宝宝不会自己用手拿饼干放进嘴里吃而带他来看病，他们看到别的孩子都会，便产生疑问：为什么自己的宝宝不会呢？这样的宝宝拿到食物接近口的时候会自动停止，丢掉食物，但手的其他活动能力是正常的。我问他们从小让宝宝吃手吗？他们认为吃手或玩具不卫生，严格阻止宝宝吃手或玩具。这很可能就是原因所在。如果限制孩子学习吃手和吃玩具等自然活动，有可能剥夺了他们自然本能的发展，造成宝宝不会自己吃饼干，也不会拿任何食物自己吃。这样的宝宝大人要再培养他自己动手吃食物则要花费更多的精力。

159 缺铁性贫血有什么危害

缺铁除影响血红蛋白生成外，还影响肌红蛋白合成，使体内某些酶活性降低，从而影响全身各器官功能。缺铁性贫血表现为面色苍白（特别注意唇、指甲部位）、乏力、不爱活动、食欲下降，常伴有呕吐、腹泻，还可出现口腔炎、舌炎、胃炎和消化不良等。缺铁还影响小儿智力发育，表现为烦躁不安、精神不集中、记忆力减退，以及机体抵抗力下降，容易感染疾病。

160 如何预防缺铁性贫血

贫血的宝宝每日每千克体重补充元素铁4毫克，贫血纠正后每日每千克体重补充元素铁2毫克，一直服用到1岁。服用的铁剂量包括配方奶和食物中的铁含量。的家长要每1～2个月带宝宝查一次血常规，如血红蛋白在11克/公升以下即为贫血，应及时找医生治疗。一般常用铁剂有右旋糖酐铁、硫酸亚铁、富马酸亚

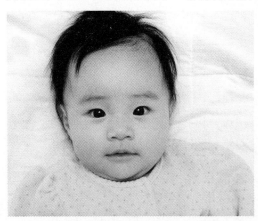

铁、葡萄糖酸亚铁等，按医生嘱咐服药，贫血纠正后持续服用6～8周。两餐之间服铁剂最好，可减少胃肠刺激，同时服用维生素C可促进铁的吸收。

常有妈妈会问："我的宝宝加含铁米粉了还需要补铁吗？"我的回答是：仍然需要补铁。因

为米粉中的含铁量很少，宝宝一次吃米粉的量也不能太多。另外，有的宝宝吃铁剂会有胃肠反应，可以从少量开始逐渐适应。补铁对宝宝智能发育非常重要，所以必须坚持服用。

161 应关注宝宝是否缺钙

父母担心孩子是否缺钙是有道理的，因为婴儿时期体格生长发育速度很快。1个月时身长在50厘米左右，1岁时平均长25厘米，第2和第3年分别长10厘米和8厘米。这样快速增长，他们的骨骼就需要很多的钙和磷，才能使骨骼变硬。如果缺钙，宝宝可有颅骨软化，表现为压颅骨时有乒乓球感。站立负重将引起下肢变形，形成"O"形腿或"X"形腿。早期表现为夜间出汗多、枕部秃发形成枕秃、睡眠不安稳和容易发惊等。

162 缺钙仅通过补充钙就能解决吗

实际上单纯补充钙是不能解决缺钙问题的，必须要补充维生素D。维生素D能促进钙和磷从小肠吸收，使钙从血中沉着到生长快速的骨骼内，使骨质变硬。钙的来源主要是奶制品，奶是天然的补钙剂。无论是配方奶还是母乳，如果宝宝一天能吃600毫升奶，补充的钙量就够了。但是，如果宝宝体内缺乏维生素D，吃进去的奶中的钙不易被吸收和利用。所以，缺少维生素D是"因"，缺钙是"果"。如果奶量足够，首先应该补充维生素D，只有当奶量不足或婴儿生长过速时，应同时补充钙剂。

163　如何给宝宝补充维生素D

适当晒太阳

这是最有效、方便和经济的补充钙剂的方法。家长要经常让宝宝在户外活动。春季或秋季，你可直接让宝宝在太阳下玩耍，夏天可让宝宝在树荫下乘凉，使宝宝的皮肤经常接触紫外线。紫外线照射可促进皮肤内贮存的7—脱氢胆固醇经光化学作用转化为维生素D_3，且在皮肤贮存备用。

口服维生素D

食物中除海鱼的肝脏含一定量维生素D外，乳类（包括人乳和牛乳）、蛋黄和肉类中含量均很少，谷物、蔬菜和水果中几乎没有。婴幼儿每天从天然食物中摄取的维生素D不能满足他们发育的需要。正常孩子不分年龄，每人每天需要补充维生素D400国际单位，而早产儿、先天储存不足者或生长过速的婴儿维生素D的需要量应增加。一般从宝宝出生后半个月开始服用维生素D，可以一直服到3岁。

164　维生素D缺乏性佝偻病有什么表现

父母担心宝宝是否缺钙是有道理的，因为婴儿时期体格生长发育速度很快，如果宝宝缺钙会影响生长发育。婴幼儿生长发育快，骨骼的快速生长需要更多钙沉着在骨质内，这个过程很复杂，但总的来说，和体内钙、磷代谢关系密切。维生素D在钙、磷代谢调节中起着极为重要的作用。维生素D能促进钙、磷在肠道的吸收，减少尿中钙、磷的排出，使新形成的骨样组织周围的钙、磷浓度升高，促进钙沉着在骨组织内。如果缺乏维生素D，即使吃进很多钙剂，也不易被吸收和利用。所以，维生素D缺乏可引起体内钙、磷代谢异常，使骨骼钙化不良而致骨骼病变，表现为颅骨软化，有乒乓球感；形成鸡胸、"O"形腿或"X"形腿。维生素D缺乏早期表现为夜间出汗多，枕部秃发形成枕秃，睡眠不安稳和容易发惊等。

165 查微量元素血钙有意义吗

人体血液中钙水平是稳定的，因为有甲状旁腺素和降钙素进行调节。如果体内的血钙低于正常会引起抽搐。不同微量元素体内分布不同，代谢、调节途径也不同，检测方法复杂，简单地检测血清水平不能反映体内微量元素的状况。因此，医生不能仅仅根据血清检测结果对儿童进行相应的治疗。

166 夜间出汗是否因为缺钙

出汗多的宝宝不一定就是缺钙。宝宝出汗多，有生理性和病理性两种。绝大多数宝宝多汗为生理性。因为小儿的汗腺和交感神经系统发育还不完全，体内新陈代谢旺盛，且皮肤血管分布多，体内水分含量大，加上活泼多动，出汗比成人多，所以容易出汗是一种正常的生理现象。此外，宝宝穿衣过多、盖被过厚、室温过高，均可使宝宝多汗，给宝宝吃过热的奶或其他饮食也可引起出汗。宝宝刚入睡时出汗可能是积蓄在体内的多余能量需要释放。为了减少宝宝

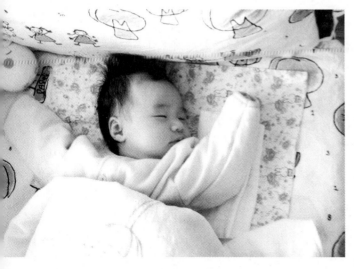

睡觉时出汗，应避免让宝宝睡前进行激烈的活动，保持室内空气流通和清新，衣被厚度应适宜。

病理性多汗在小儿常见为维生素D缺乏性佝偻病，维生素D和钙、磷代谢有关。如果婴儿一直服用维生素D预防量（每天400国际单位）或经常户外活动，运动发育正常，骨骼未见异常则不必担心此病。其他疾病除导致出汗外，还伴有其他症状，必要时应找医生诊治。

167 出牙晚是否因为缺钙

宝宝乳牙长出的时间一般在6~8个月，也有早到4个月或晚到12个月出牙的宝宝，均属于正常现象。出牙早晚有个体差异，开始出牙的年龄与家族遗传有关。患严重的维生素D缺乏性佝偻病的宝宝出牙也会晚。如果宝宝从出生2周开始每天服用维生素D400国际单位，营养状况良好，生长发育正常，出牙晚不能认为是维生素D缺乏导致缺钙引起的。如果宝宝没有服用维生素D，应当尽快按每天400国际单位的剂量服用。

168 枕秃是因为缺钙吗

维生素D缺乏性佝偻病的宝宝有枕秃表现，维生素D缺乏和钙、磷代谢有关，所以很多家长误认枕秃是因为缺钙引起的。

其实，很多正常的宝宝也会发生枕秃。有的神经易兴奋的宝宝，仰卧时动得比较多；较胖的宝宝出汗多，仰卧时枕部不舒服，喜欢来回蹭枕部，头发会变得发黄、细软，有时甚至会脱发，这就是所谓的枕秃。所以，绝大多数宝宝枕秃和缺钙无关。如果你的宝宝每天服用维生素D400国际单位，就可排除缺钙的原因了。这些正常的宝宝随着头发的生长，枕秃现象会消失的。

169 宝宝头发很少正常吗

头发的多少、颜色和软硬度与遗传有关系，小婴儿和大孩子的头发很不一样。有少数宝宝生下来就是满头黑发，大多数宝宝刚生下来头发都比较少。有的宝宝头发发黄、很软，有的稀疏不一，还有的头发很难梳理；有少数宝宝头发是立着的，像怒发冲冠一样；有的宝宝头发剃掉后，有的部位长，有的暂时不长，看起来像马赛克一样。如果你的宝宝营养摄入充足，每天服用维生素D400国际单位，宝宝的生长发育良好，那么上述的头发现象就属于正常，随着宝宝长大，他们的头发都会长好，家长不用担心。

170　捆绑宝宝有什么危害

现在在门诊，我仍能见到有的父母捆绑宝宝或限制宝宝的活动，从而造成严重后果的现象。有的家长认为婴儿半岁以前没有活动能力，腰很软，不敢让宝宝坐起，整天让他平卧着。到了冬天，给宝宝穿衣服多，盖的棉被厚，到宝宝5～6个月的时候，发现他不会翻身，扶坐时头竖不好，不会伸手够物。我曾经遇到这

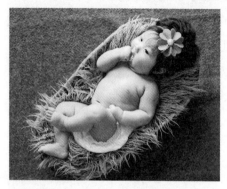

样一个孩子，他被诊断为"脑瘫"，幸亏进了一个正规的康复中心，通过1个月的康复训练，基本恢复正常。这个孩子是足月顺产出生，没有任何脑损伤，我检查的时候，没有发现任何肌张力、反射和姿势异常。所以，我认为这个宝宝的异常是由于抚养不当造成的，像这样的宝宝并不少见。小婴儿要给他活动的机会，穿得不要太多。宝宝3个月前，白天要经常采取俯卧位练习抬头，4～5个月的时候要练习扶坐，经常让他活动手臂，练习抓握，这样才能使宝宝的运动能力得到发展。

171　3～4个月的宝宝从床上跌落会损伤大脑吗

宝宝最早3个月时就会翻身，所以，从宝宝3个月开始，在无人看护的情况下，千万不要将宝宝单独留在床上或桌面上。如果宝宝不慎跌落下来，哭一会儿，精神良好，可能问题不大。但如果发现宝宝有异常状况，如呕吐、嗜睡等，

应尽快去医院检查。我曾见过有的孩子从床上跌落引起颅脑损伤，造成肢体运动障碍。因此，建议3个月开始，可在地面上活动，不宜单独把宝宝放在床上。

172　宝宝有哪些表现，应找儿科医生检查

虽然每个宝宝智能发育速度不同，但如果没有达到应有的发育指标，说明发育较慢。家长不要过分着急，但要尽量想办法促进宝宝在这些方面的发育。如果宝宝出现以下表现，应当及时向有经验的医生咨询。

（1）对很大的声音没有反应。

（2）3～4个月时不会注视人脸，面对面逗引不会笑，不会咿呀发声。

（3）俯卧位不能抬头45°以上，拉起来坐时头依然往后倒，头没有很好地竖起来。

（4）3个月时双眼不会追随移动物体看。

（5）3个月时不会被动抓握东西。

（6）4个月时不会把东西放进嘴里。

（7）4个月时不会模仿大人的声音。

（8）4个月后仍有拥抱反射。

173　如何保证宝宝的安全

该月龄的宝宝由于多数已会翻身，所以切记防止宝宝跌落。千万不要将3～4

个月大的宝宝单独放在床上、沙发上或其他高于地面的物体上。

其余注意事项与"新生儿期"宝宝的安全问题相同。

174 3~4月龄宝宝应该接种哪些疫苗

表7 3月龄宝宝应该接种的疫苗及预防的传染病

月龄	1类疫苗（免费）	2类疫苗（自费）	备注1	备注2
3月龄	口服脊髓灰质炎（减毒）活疫苗第二丸	注射脊髓灰质炎（灭活）疫苗第二针	（1）如果没有口服脊髓灰质炎（减毒）活疫苗可以注射2类脊髓灰质炎（灭活）疫苗； （2）口服1类脊髓灰质炎（减毒）活疫苗后，不可以再注射2类脊髓灰质炎（灭活）疫苗	预防脊髓灰质炎病毒引起的急性传染病（俗称小儿麻痹症）
3月龄	无细胞百白破疫苗第一针	五联疫苗第二针	（1）如果没有口服或者注射过脊髓灰质炎疫苗可以注射本疫苗； （2）五联疫苗包括：脊髓灰质炎灭活疫苗，吸附无细胞百白破疫苗，B型流感嗜血杆菌（Hib）疫苗； （3）注射了五联疫苗不可以再注射1类无细胞百白破疫苗	（1）无细胞百白破疫苗预防百日咳、白喉、破伤风； （2）五联疫苗可以预防以下五种传染病：①脊髓灰质炎；②白喉；③百日咳；④破伤风；⑤B型流感嗜血杆菌引起的侵入性感染，例如脑膜炎、会厌炎、败血症、蜂窝组织炎、关节炎、肺炎等
3月龄		B型流感嗜血杆菌疫苗（Hib）第二针	如果没有注射过五联疫苗可以注射本疫苗	预防B型流感嗜血杆菌引起的侵入性感染，如脑膜炎、会厌炎、败血症、蜂窝组织炎、关节炎、肺炎等

表8　4月龄宝宝应该接种的疫苗及预防的传染病

月龄	1类疫苗（免费）	2类疫苗（自费）	备注1	备注2
4月龄	脊髓灰质炎（减毒）活疫苗第三丸	注射脊髓灰质炎（灭活）疫苗第三针	同3月龄第二针	同3月龄第二针
4月龄	无细胞百白破疫苗第二针	五联疫苗第三针	同3月龄第一针	同3月龄第二针
4月龄		B型流感嗜血杆菌（Hib）疫苗第三针	同3月龄第二针	预防：同3月龄第二针
4月龄		13价肺炎球菌结合疫苗第二针	与第一剂次间隔8周	预防：同2月龄第一针

05

5~6
个月

175　该月龄宝宝的体格发育情况应是怎样的

宝宝体重增长速度随月龄增加而减慢。月龄5～6个月的宝宝，体重每个月增加400克～700克，身长每个月增加约2厘米。

表9、表10是我国最新的标准。表内平均值为中等水平，括号内为最低值和最高值。

表9　月龄5个月宝宝的体格发育标准

性别	身高（厘米）	体重（千克）	头围（厘米）
男	66.7 (62.4～71.2)	8.00 (6.45～9.86)	42.7 (40.4～45.3)
女	65.2 (61.0～69.5)	7.36 (6.00～9.10)	41.6 (39.4～44.1)

表10　月龄6个月宝宝的体格发育标准

性别	身高（厘米）	体重（千克）	头围（厘米）
男	68.4 (64.0～73.0)	8.41 (6.80～10.37)	43.6 (41.2～46.1)
女	66.8 (62.5～71.2)	7.77 (6.34～9.59)	42.4 (40.2～44.9)

176　5～6个月的宝宝吃奶量应为多少

纯母乳喂养儿，如果体重每月增加400克～700克，说明母乳充足。人工喂养儿每天奶量800毫升～1000毫升，为了预防肥胖发生，不主张超过1000毫升。混合喂养儿的授乳方法见3～4个月中提到的混合喂养方式。一般6个月开始给宝宝添加辅食。

177 6个月的宝宝为什么能添加辅食

（1）乳类喂养不能完全满足婴儿的能量和各类营养素的需求。例如，在胎儿后期从母体获得的储存于肝脏内的铁质已经用完，需要食物补充铁质和其他营养素，6个月前所需营养可以通过乳类获取，但婴儿长大后活动量增加，作为流质的乳类不能满足较大婴儿的能量需求。

（2）6个月婴儿具备了消化吸收辅食的能力。随着消化系统成熟，乳牙开始萌出，嘴能咬切、咀嚼食物，能吞咽非液体食物，神经肌肉协调能力不断增强；婴儿对不同颜色、形状、味道的食物产生欣赏能力。胃肠消化吸收能力很快增强，肾脏的排泄能力提高。

（3）宝宝添加辅食有利于语言、交流能力的发展和良好饮食行为的培养。大人给宝宝喂食时，是与宝宝互相沟通交流的重要时光，对宝宝智力情绪等心理发展起着很大的促进作用，也是锻炼宝宝口腔肌肉和舌的运动的机会。

178 什么情况下4～5个月的宝宝需添加辅食

4～5个月的宝宝出现下列情况，说明乳类喂养不能满足宝宝的营养需求。

（1）贫血的宝宝在添加辅食的同时应补充铁剂。

（2）每天喂奶量超过1000毫升。

（3）宝宝体重增长不良，5个月内每月体重增长少于600克，在不减少奶量的基础上添加辅食。

（4）宝宝两次喂奶之间频繁哭闹。

4～5个月宝宝有下列三种情况说明发育良好，已经具备添加泥糊状食物的条件。

（1）进食时间规律，夜间不再喂奶。

（2）体重超过6.5千克～7.0千克。

（3）宝宝看到碗里的食物时，头向前靠，流口水，甚至张开嘴巴；能很好地控制头转动的方向，如想吃时头转向食物，吃饱后把头转开。

宝宝出现以上情况，无论是乳类喂养不足还是婴儿发育良好都可以在6个月以前添加辅食。

179 过早或过晚添加辅食对宝宝有什么不利影响

宝宝过早添加辅食（在4个月前）的不利影响：

（1）引起呕吐和腹泻。这是因为宝宝还没有能力消化添加的辅食。

（2）可能会发生辅食取代母乳，导致宝宝营养素摄入不足的后果。

（3）也可能发生过度喂养，宝宝出现体重超重的情况。

宝宝过晚添加辅食（在6个月后）的不利影响：

（1）会导致宝宝得不到所需营养，阻碍生长发育，发生营养不良和微量营养素缺乏的后果。

（2）不利于促进生长发育潜能的发挥。

（3）影响锻炼宝宝口腔肌肉和舌的运动的机会，不利于今后语言发育和良好饮食行为的培养。

（4）宝宝可能发生偏食、挑食、拒食等饮食行为问题，长大后的学习成绩、人际交流、社会行为等社会适应能力也可能受到影响。

180　如何给宝宝添加辅食

　　首先要强调添加辅食的原则：由一种到多种，由少到多，由稀到稠，由细到粗，循序渐进地添加，千万不要操之过急。

　　本月先给宝宝添加含铁米粉。在宝宝吃奶前喂，米粉一平勺，用温水调成稀糊状，喂米粉时从少量开始，一小勺米糊即可。妈妈用小勺压住下嘴唇，将米糊送到舌面上，让宝宝慢慢体会全新的进食方式。妈妈边喂边给宝宝做出咀嚼的示范动作，进行学吃的教育。如果宝宝消化好、大便正常，间隔3～5天可以增加米粉量，逐渐增多。如果宝宝出现了腹泻，大便食物残渣较多，可以维持原量，酌情减量甚至暂停辅食。

　　米粉添加10天左右就可以添加菜泥了。开始可以选用根茎类蔬菜，比如胡萝卜泥、南瓜泥、豌豆泥都可以。也从少量开始，每加一种要观察3～5天，看有没有过敏表现。

　　然后添加果泥。苹果用小勺刮成泥，可以在两次吃奶之间喂一次。有宝宝对苹果过敏，那就吃蒸或煮过的苹果，还可以少吃一点香蕉泥，具体情况还要看宝宝的消化能力。最好先添加蔬菜泥，再添加水果泥。因为水果较甜，宝宝会较喜欢，所以一旦婴儿养成对水果的偏爱之后，就很难再对蔬菜感兴趣了。

　　许多家长给宝宝添加的第一种辅食是鸡蛋黄。由于蛋黄属于异性蛋白质，而宝宝肠道免疫功能发育还未成熟，容易导致湿疹、过敏性腹泻的发生，所以，现在建议7个月后开始喂蛋黄。

　　请注意，给宝宝添加辅食的同时，喂奶量不能减少（每天为800毫升～1000毫升），否则体重增加将减慢。

181 宝宝吃辅食很困难，有时吐怎么办

对婴儿来说，每次尝试新食物都是一种全新的体验，他可能不会马上吞下去，或者扮个鬼脸，或者吐出食物。这时，家长可以等一会儿，仔细观察。这个阶段的宝宝需要时间学习许多东西。

宝宝吃母乳很容易，但吃固体食物则不同。宝宝必须学会运用舌头控制食物，将食物由舌尖带到嘴巴的后方再吞咽。妈妈边喂边给宝宝做出咀嚼和吞咽的

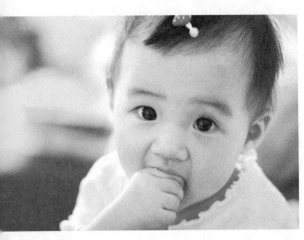

示范动作，进行学吃的教育。宝宝需多花一点儿时间来学习这项新技能，使食物不会从嘴里掉出来。此外，宝宝还必须学习爱上固体食物所带来的与母乳或者配方奶截然不同的味道和口感。此时，家长要很有耐心。如果宝宝吐出食物，要继续尝试。有时可能要尝试很多次，宝宝才学会吃，并喜欢上这些新鲜的口味。

182 需要给宝宝喂果汁或菜汁吗

不要给6个月内的宝宝喂果汁或菜汁。果汁太甜，宝宝喝了甜的果汁以后往往不再爱喝白开水。甜的果汁饮料不仅难以使宝宝养成健康的饮食习惯，而且对宝宝牙齿的健康也不利。通常家长给宝宝喝果汁或菜汁的主要原因是给宝宝补充维生

素，也有一部分家长是为了解决宝宝便秘的问题。新鲜的蔬菜中含维生素C等水溶性维生素较丰富，但在高温煮沸的过程中，这些维生素往往被破坏而失去活性。通过给宝宝喝菜汁补充维生素、解决宝宝便秘问题的做法是达不到理想效果的。

183　宝宝长牙齿了，如何保护乳牙、预防龋齿

许多家长都忽视了宝宝乳牙的重要性，认为乳牙将来会更换，无须特别关注。这是极为错误的。重视乳牙的护理至关重要，因为乳牙不好对小儿发育会产生多方面的不利影响。

（1）乳牙患龋齿严重破坏牙齿的结构，影响宝宝的咀嚼和进食，以及营养吸收和全身发育。

（2）龋齿引起乳牙早失，造成恒牙排列不整齐，影响美观，对宝宝的正常心理发育产生影响。

（3）宝宝患严重的龋齿时变形链球菌会进入血液循环，引起严重疾病，如心脏疾病、肾脏疾病等。

预防龋齿的方法有：

（1）从宝宝第一颗乳牙萌出开始，父母就应该帮助宝宝护理牙齿。家长可在手指缠上湿润的医用纱布，轻轻清洁宝宝的牙齿，宝宝1周岁后可用手指牙刷湿润后为宝宝刷牙，宝宝3周岁以后开始使用不含氟的牙膏。

（2）奶瓶喂养宝宝不能超过1岁半，不要让宝宝含着奶嘴睡觉，因为奶瓶中的液体会成为口腔内致龋细菌的极佳培养基，另外奶瓶液体中的碳水化合物会被细菌分解产酸，侵蚀牙齿，使牙齿脱矿溶解，形成龋齿。

（3）避免让宝宝躺着用奶瓶喝奶，易造成乳牙反咬合，俗称"地包天"。

（4）防止宝宝过多食用零食、甜食、甜饮料等。

184　充足睡眠对宝宝发育有什么好处

充足睡眠对婴儿体格和智能发育非常重要。宝宝越小，睡眠越多。新生儿每天睡16～20小时。一个2岁的宝宝从出生以来有13个月是在睡眠中度过的，觉醒状态只有11个月。充足的睡眠能促进大脑功能的发育和发展，有利于脑能量的贮存以及巩固记忆、恢复体力。睡眠不足会影响宝宝认知功能的发育，损伤大脑额叶皮质功能，导致情感和注意力的改变，引发语言及抽象思维功能的缺陷。宝宝晚上睡不好，对整个家庭影响很大，使父母睡眠不足、情绪紧张，妈妈容易情绪低落，不利于宝宝的养育。

185　5～6个月的宝宝每天应睡多长时间

5～6个月的宝宝每天总睡眠时间为13～14小时，包括白天2个小觉，晚上至少连续睡6小时，有的宝宝连续睡眠达12小时。如果不能睡这么长时间，可能是因为家长养育不当，无意中纵容宝宝不好的睡眠习惯。家长应培养宝宝自己再入睡的习惯。

186　为什么有的宝宝晚上不能连续睡6小时

夜间睡眠由睡眠周期组成，睡眠周期包括浅睡—深睡—浅睡—半醒，然后进入下一个睡眠周期。在每一个周期末，成人将重新检测他们的环境和移动体位（移动枕头或毯子、翻身）。婴儿的睡眠周期比成人短，通过监测，一个6个月的宝宝夜间有9次短暂觉醒状态。

4～6个月的宝宝开始有记忆力了，如果他在父母怀里入睡，然后放到小床上，或者他是吸吮着妈妈的乳头入睡的，当他在睡眠周期醒来时，将期望同样的条件，即要睡眠"拐杖"，如被抱在怀里或吸着妈妈的乳头等。如果宝宝发现没有他想要的条件，而是独自躺在小床上，会觉得一切不正常，就会哭闹。如果宝宝入睡时是自己躺在床上睡着的，晚上醒来，他会自己再入睡，就不会哭闹了。

187 如何培养宝宝良好的睡眠习惯

教宝宝自己入睡

如果妈妈在宝宝醒着时抱他到小床上睡，说一声"宝宝你现在该睡了"，然后给他一个亲吻，将一个他熟悉的玩具放在旁边，宝宝很快会睡着。当宝宝醒来时，看到熟悉的环境、玩具，一切正常，便会重新睡着。

要坚持让宝宝适应常规活动

从宝宝4个月开始，要坚持让宝宝白天小睡和晚上入睡有固定的常规、固定的时间和小床。睡前有一个比较固定的"仪式"有利于培养宝宝自己入睡的习惯，如洗澡、按摩，然后和宝宝亲热，让宝宝依偎着自己躺着，唱歌给宝宝听。稍大些的宝宝可让他看会儿图画书，让他读故事书，做手指游戏，时间不要太长，约半小时，然后告诉宝宝："现在你要睡觉了。"将醒着的宝宝放在床上，将灯光调暗。如果天天如此，宝宝就会养成习惯，学会自己入睡。

188　这么小的宝宝能学会自己入睡吗

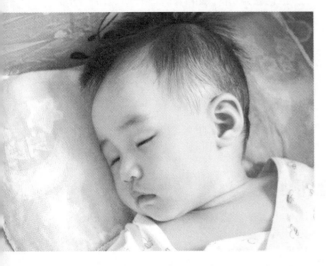

对待4个月的宝宝不要像对待新生儿一样。4个月的宝宝如果你给他机会学习自己入睡，他能够做到。

每个宝宝虽然不完全相同，但培养自己入睡的方法基本上都是尽可能少地给予安慰，给他3分钟以上时间学习自己入睡。有位医生结合自己15年的工作经验总结出一组数据：至少50%的4个月大的宝宝能自己入睡；75%的5个月大的宝宝能自己入睡；100%的6个月大的宝宝能自己入睡。

189　宝宝晚上不吃奶会饿吗？会不会营养不足

家长不要认为宝宝晚上不吃奶会饿。据研究，健康足月儿（没有进食反流）4个月时能不吃奶连续睡6小时，5个月时能不吃奶连续睡9小时，6个月时能不吃奶连续睡12小时。宝宝晚上不吃奶，白天便会多吃奶，家长不用担心营养不足。晚上睡长觉的宝宝生长发育好，有利于智能发育，妈妈养育起来也更轻松愉快。

190 宝宝已经养成了良好的睡眠习惯，生病后却变得晚上经常醒，要抱着睡，怎么办

宝宝因为生病或出牙，原来的睡眠习惯被打乱了，需要重新建立睡眠常规，可按前面提到的"如何培养宝宝良好的睡眠习惯"中的做法进行。这需要几天时间，家长要有耐心，如果你不重新培养宝宝良好的睡眠习惯，他的睡眠时间表将紊乱。

191 如何知道宝宝发育是否正常

5个月的宝宝能从仰卧翻到俯卧位，可以背靠着坐片刻，坐时身体前倾，两手在前面支持；6个月的时候能独坐片刻，大人扶着站立时，有的宝宝两腿会做跳的动作（不跳也正常），有爬的愿望。5个月的宝宝喜欢用手摸东西、摇晃敲打东西。6个月的宝宝会用双手同时握东西，玩具可以从一手递到另一手；能听懂责备和赞扬的话，能发出"a、e、i、o、u"等音，好像要说话，偶然能无意地发出"爸、妈"的声音，会用身体动作表示要到外面玩；开始认人，能辨认出妈妈的声音，父母离开时会转头去找，不喜欢生人抱；开始理解大人对他说话的态度；会抱住奶瓶，可以自由地将奶嘴放入口中。

192　如何对宝宝进行早期教育

　　家长要每天为宝宝做按摩，让宝宝做体操。给宝宝提供一个安全并且能促进发育的环境，供他自由地探索和移动；要留意宝宝的情绪变化，无论他的情绪好还是坏都要作出反应，但不要过分溺爱宝宝；在给宝宝穿衣、洗澡、喂奶，或者带宝宝玩耍和散步的时候，给他唱歌或和他说话，可能宝宝无法听懂你的话，但随着时间的积累，他的语言感受能力会得到提高。大人和宝宝面对面说话时，通过模仿宝宝的声音来说明你很愿意和他交流；每天给宝宝讲故事，宝宝会爱上你的声音，不久，他将会乐意自己"看"图画书。如果父母会说外语，可以在家中使用，因为这时宝宝对外语的音素感受能力很强，有利于将来外语的学习。家长要跟宝宝一起进行有节奏的运动，比如随着音乐一起跳舞；让宝宝认识其他的宝宝和家长，这对培养宝宝将来的交往能力非常重要；鼓励宝宝自己玩玩具，为他设计一些挡在身前的障碍，刺激他手眼协调的能力和运动技能的提高；每天和宝宝在地板上玩耍一段时间，与宝宝共同度过快乐时光；保证宝宝在夜间睡眠充足。

193　怎样使宝宝翻身更灵活

　　宝宝在能够翻身后就不再喜欢仰卧了，只要两侧有吸引他的东西他就会翻身寻找。所以，家长可以在宝宝两侧用玩具、语言等引导他灵活翻身，并让宝宝学会连续翻滚。家长可以把一个玩具放得稍远一点儿，或者是先放在宝宝翻身可以够到的地方，待他翻过来后再移动玩具（图25），逗引他连续翻滚。家长还可以和宝宝玩这样的游戏：用一个被单把宝宝裹一下，然后让宝宝连续翻身，把自己包裹起来，然后再反向翻身把自己的身体打开。连续的翻身可以锻炼宝宝身体移动的能力，促进其主动探索活动的发展，也使宝宝的身体控制能力不断提高。

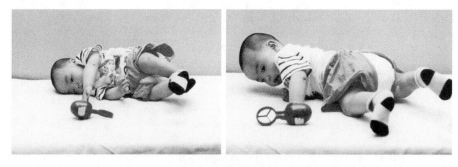

图 25　训练宝宝翻身

194　该月龄的宝宝可以坐吗

根据主动运动发展的头尾方向规律即从头至脚，宝宝能够控制头颈部后就开始了躯干的主动活动，翻身是一种表现，然后就是坐。很多家长担心宝宝坐早了脊柱会弯曲。其实，宝宝骨关节的柔韧性是很好的，关键是要注意补充骨发育所需的营养元素，即钙和维生素D。这个月的宝宝要注意肌肉力量的锻炼，在宝宝达不到坐位平衡能力时，他的坐位姿势是双手前扶，呈前倾坐位，如果这个姿势都不能做到，是不正常的。在这个姿势的基础上，我们可以开始拉宝宝坐，即仰卧位时拉宝宝坐起（图26），帮助他锻炼腹部及腰背部肌肉的力量，逐步达到坐位平衡。也就是说，这个月龄的宝宝是可以坐的，但是要帮助他，可以拉坐，可以靠着坐，或扶着坐一会儿。在宝宝不能很好支撑身体时不要让他独自坐，更不能在姿势不正确时长时间坐。

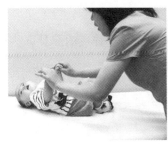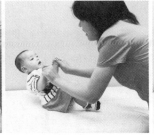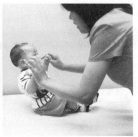

图26 拉宝宝坐起

195　如何让宝宝进行独坐练习

　　宝宝坐位练习开始时要注意选择良好的姿势：让宝宝双下肢分开、躯干前倾，双上肢前方支撑、手掌负重、手指伸开。宝宝坐不直时可从其腰骶部沿脊柱向上滑行给予刺激，使他坐直。如果伸肌紧张可选择让宝宝坐在小凳上双下肢屈曲位进行。为了强化坐位平衡能力，可在宝宝后方双手握住宝宝骨盆，诱导宝宝重心前后左右移动。每日练习5~6次，每次10分钟。

196　如何练习宝宝的主动抓握能力

　　这个月龄的宝宝应该有很强的抓物欲望，他看到什么都想抓，家长要有意识地培养他的手眼协调性。家长可在宝宝靠坐时在其面前放各种物品让宝宝抓，如方形积木、塑料小动物、水果、哗铃棒等，最好是宝宝手能抓住的东西。物品可从近到远放置，引导他努力够取，要从不同方向给他，使他两手都得到锻炼。家长也可抱着宝宝去抓吊着和挂着的东西，逐步练习，提高宝宝抓物的准确性和灵活性。一般宝宝抓到物品时可在手中握一会儿，或者放入口中，这都是他们的认识活动，他们通过手和嘴来了解物体的形状、软硬等，不能因为怕脏而限制宝宝这种学习和探索活动，但要保证宝宝手中的物体是干净的。

197　如何让宝宝进行认知学习

这个月龄的宝宝感知觉的发展非常快，视、听、触的能力已比较强，开始有了对物体的整体形状的知觉和一些记忆能力，要带着宝宝多观察周围的环境，引导他看各种各样的物品，接触和观察不同的人，培养他的好奇心和记忆力。例如，让宝宝观察物体的落下、消失，在桌面上慢慢滚动一个球，吸引宝宝的视线，球滚到一边后落下，让宝宝观察和寻找。家长也可以和宝宝玩"藏猫猫"游戏：让宝宝面对着妈妈，妈妈用一块手绢先遮住自己的脸，问宝宝："妈妈在哪儿？"当宝宝寻找时，突然拉掉手绢露出笑脸，学声猫叫"喵儿"，告诉他妈妈在这儿，然后再用手绢遮住，让宝宝拉开手绢找妈妈。宝宝通过这些活动从中学习、认识物体的存在、变化。

198　宝宝为什么喜欢"藏猫猫"

当婴儿长到五六个月时就对"藏猫猫"的游戏很感兴趣。和婴儿在一起时，如果你用一块手绢把脸蒙起来，然后突然拉掉手绢，把脸露出来，婴儿就会高兴地发出笑声。你反复做，婴儿就会反复乐。

婴儿喜欢"藏猫猫"游戏，表明婴儿的智力发展到了一个新的水平。在这以前，只要他看见的东西从他的视野中消失，他就认为东西不再存在了。因为外界的东西在婴儿的头脑里还不能形成表象（即物体在头脑中的形象，比如我们现在说"天安门"，你的脑子里就有天安门的形象，这就是表象）；或者说外界的东西的形象只有在他能看到时才存在，实物一消失，形象也就消失了，就像实物在镜子里的形象一样随着物体的消失而消失。但是，当婴儿到五六个月的时候，情况就不同了。此时，外界实物在婴儿的头脑里形成的形象能保留很短的一段时间，这时婴儿看到的东西虽然从视野里消失，但实物的形象或表现仍然留在婴儿的脑海里。因此，宝宝开始意识到，外界的实物并不因为自己不能看见而不存在，东西即使消失了，也是存在的。这就是发展心理学中常提到的"客体永久性"。

刚开始认识到"客体永久性"的婴儿最喜欢"藏猫猫"的游戏，而且他们在玩"藏猫猫"的游戏时有一个明显的特点：当你用手绢把脸蒙起来时，孩子会瞪大眼睛注视你的脸消失的地方，因为他觉得脸是从这里消失的，应该能在这里找到。所以当你真的出现时，他显得非常兴奋，高兴得直笑。如果不是从刚消失的地方重新出现，而是在别的地方出现，婴儿会感到疑惑或惊讶。不过，随着孩子"客体永久性"的进一步发展，这种疑惑和惊讶也会消失。那是他真正理解到物体从一个地方消失后，可以存在于别的地方。"藏猫猫"游戏一方面可以使孩子愉快地发展他积极的情绪，另一方面也对婴儿认识"客体永久性"的发展有促进作用，它有助于婴儿大脑中表象的形成和想象力的发展。

199　宝宝能听懂你的话吗

宝宝最初能够辨别语音、语调，对词语的理解会晚一些，所以很多妈妈会看到，很小的宝宝就懂得好赖话。家长要注意用不同的语音、语调与宝宝交流，在他有好的表现时，用高兴的语调赞赏他；在他表现不好时用严肃的语调教育他，并让他观察你的表情，通过语音、语调、表情进行情感交流；对宝宝的发音一定给予积极回应，与他多说话，特别是经常呼唤他的名字，慢慢宝宝就会理解这种特定的语音，当你呼唤他时会有明确的反应。这些都说明家长只要多与宝宝交流，他是能够较早地"听懂"你的话的。这个阶段是宝宝大量储存语音、语调的时候，是他们今后说话的基础，甚至有人认为，在这个阶段可以让他听外语，感受外语的音素，对以后学外语有好处。

200 给宝宝照镜子好不好

镜子可以作为婴儿的一个学习工具。在我国的一些地区，从老一辈传下来的说法，认为给孩子照镜子不好，甚至说婴儿会做噩梦。现在看来这种说法根本是没有道理的。镜子可使婴儿第一次看见自己，尽管他还不能认识自己，他会把镜中的自己当作另一个人来对他微笑，与其玩耍。镜子还可使宝宝清楚地看到自己的五官，此时家长可教宝宝认识眼睛、鼻子、嘴巴等。本月龄的宝宝不一定能指对五官，只要家长指着这些器官反复对宝宝说，使他初步接受这些概念就好。

201 为什么宝宝对陌生人不爱笑了

经过几个月的喂养，妈妈发现宝宝不像三四个月时那么可爱，谁逗都笑了。宝宝开始表现出认生了，妈妈会想这是不是不好的表现呢？其实，妈妈应该高兴，这说明宝宝明显进步了。认生是宝宝情感发展的必然过程，与他的认知发展水平有关。开始宝宝对人的认识是泛化的，对每个人脸没有辨别能力。慢慢随着认知的发展他可以区别不同的人脸，所以可以很快认识熟悉的人，比如三四个月时见到妈妈最爱笑。因此，只要妈妈悉心照料宝宝就一定会得到回报。宝宝五六个月后对人有了分化的认识，他可以认出不同的脸，他还有了记忆和比较，对陌生人他可以分出这不是给他带来舒适和快乐满足的那张脸，所以不会表现出愉快，甚至会有不好的预测，表现出恐惧。对此妈妈不要紧张，这都说明了宝宝的认知能力提高了。当然，妈妈也要帮助宝宝慢慢减轻和消除这种恐惧，多与人接触。首先，妈妈与人的交往要热情，要给宝宝愉快的感觉，在宝宝认生阶段，不要让陌生人立刻接触宝宝，陌生人可以先与家人接触，然后与宝宝慢慢熟悉。这种认生表现每个宝宝也不一样，有的明显，有的不明显，这与宝宝的秉性有关，这并不是多大的问题。

202 宝宝的囟门很小或闭合早，会影响宝宝的智力发育吗

有的孩子囟门闭合比较早，家长非常担心孩子的大脑增长受影响，以后会影响智力发育。前囟门一般在宝宝1岁半左右闭合，但是有的宝宝囟门提前闭合。如果宝宝头围大小是正常的，每月头围按正常的速度增长（见附录生长发育表中的头围增长数值），这说明颅骨的颅缝没有闭合，不断增大的头颅不会影响大脑发育，所以家长不必担心前囟门闭合早会影响智力发育。

有的家长会问，这样的宝宝还需要补充维生素D吗？因为宝宝身体在继续发育，仍需要补充维生素D。关于钙剂补充的问题，如果吃奶量600毫升以上，奶中含的钙量就足够了，不需要补充钙剂。

203　宝宝倒睫应该怎么办

倒睫俗称"倒睫毛"。许多年轻父母看到宝宝眼睫毛向内倒长十分担心。由于婴幼儿脸庞短胖，鼻梁骨尚没发育，眼睑（俗称眼皮）脂肪较多，睑缘较厚，容易使睫毛向内倒卷，造成倒睫。

婴幼儿睫毛多数纤细柔软，加上泪液分泌较多，纤细柔软的睫毛沾着泪液在眼睛表面刷扫，一般不会造成对眼的损伤。由于宝宝不时地眨眼，睫毛的移动会带着泪液到角膜（黑眼珠）的各个部位，而角膜是无血管的，它的营养供应主要靠泪液供给。所以，一般的小儿倒睫是无害的。随着宝宝年龄增大，脸形变长，鼻骨发育，绝大多数的倒睫是可以恢复正位的。年轻的爸爸妈妈完全不必为此担忧。

如果宝宝发生倒睫的睫毛又粗又短，则可造成眼的损伤，其损伤表现为眼红（结膜充血）、怕光、流泪、喜揉眼，应找眼科医生诊治。

204　男宝宝有隐睾应如何处理

隐睾是指男宝宝阴囊内未发现睾丸，可单侧或双侧，单侧常见。正常情况下男宝宝出生时双侧睾丸已经下降到阴囊，家长可看到或摸到。少数新生儿有隐睾，宝宝1岁前，睾丸有可能自行下降到阴囊；如果近1岁，睾丸仍然没有下降，应找外科医生治疗。隐睾不治疗或治疗晚了，容易引起癌变和不育症。

205　宝宝有哪些表现，应找儿科医生检查

　　每个宝宝由于养育环境不同，智能发育速度不同，所以每个宝宝在多大时会做什么是有很大个体差异的。下面指出的发育表现只是说明宝宝生长发育较慢，家长不要过于着急，但要尽量想办法促进宝宝在这些方面的发育，同时需要及时向有经验的医生咨询。

　　（1）宝宝不会从仰卧翻到俯卧；不能在大人帮助下坐起，坐位时头后仰；不会主动拿物体，不会将物体送到嘴里。

　　（2）宝宝不会笑出声，对照顾他的人没有一点儿兴趣和感情；不会扭头找声源。

206　如何保证宝宝的安全

　　（1）夜间不要让宝宝俯卧位睡觉，要保证宝宝仰卧位睡觉。不要让宝宝躺在柔软的毛巾和枕头上。

　　（2）防止宝宝跌落，不要将宝宝单独放在床上、沙发上或其他高于地面的物体上。

　　（3）将热饮料放在宝宝够不到的地方，要防止宝宝够到台布拉下热饮料。

　　（4）经常检查玩具上容易扯下来或损害的小零件，检查玩具是否存在尖锐的边角。婴儿床上挂玩具要确保牢固。

　　（5）带宝宝坐汽车时一定要让宝宝坐在后排的大小适合的安全座椅上。

　　（6）不要把宝宝单独留在浴缸中或者水池旁，即使水只有几厘米深，也可

能使宝宝溺水。

207 5～6月龄宝宝应该接种哪些疫苗

表11　5～6月龄宝宝接种的疫苗及预防的传染病

月龄	1类疫苗（免费）	2类疫苗（自费）	备注1	备注2
5月龄	无细胞百白破疫苗第三针	七价肺炎球菌疫苗第三针		（1）1类无细胞百白破疫苗能预防百日咳、白喉、破伤风；（2）预防2岁以下宝宝患肺炎球菌感染
6月龄	乙肝疫苗第三针	流感疫苗第一针	流感疫苗每年注射1次，3岁以下宝宝每年接种2剂，间隔1个月	（1）预防乙肝病毒引起的肝炎；（2）预防流感病毒引起的流行性感冒
6月龄	A群流脑疫苗第一针			预防A群脑膜炎球菌引起的流行性脑脊髓膜炎
6月龄		13价肺炎球菌结合疫苗第三针	与第二剂次间隔8周	预防：同2月龄第一针
6月龄		肠道病毒71型灭活疫苗第一针	第一、第二剂次间隔1个月，越早接种越好，不推荐5岁以上儿童接种	预防和控制肠道病毒EV71感染引起的重症手足口病
6月龄		流感疫苗	目前大多数地区属于二类疫苗，个别地区针对特殊人群属于一类疫苗	预防由流感病毒引起的急性呼吸道传染病

06

7 ~ 8
个月

208　该月龄宝宝的体格发育情况应是怎样的

　　宝宝体重增长速度随月龄增加而减慢。月龄7~8个月的宝宝，体重每个月增加220克~370克，身长每个月增加1厘米~1.5厘米。

　　表12、表13是我国最新的标准。表内平均值为中等水平，括号内为最低值和最高值。

表12　月龄7个月的宝宝体格发育标准

性别	身高（厘米）	体重（千克）	头围（厘米）
男	69.8 (65.3~74.5)	8.76 (7.09~10.79)	44.2 (41.8~46.8)
女	68.2 (63.8~72.8)	8.11 (6.63~10.01)	43.1 (40.8~45.6)

表13　月龄8个月的宝宝体格发育标准

性别	身高（厘米）	体重（千克）	头围（厘米）
男	71.2 (66.6~76.0)	9.05 (7.33~11.15)	44.8 (42.4~47.3)
女	69.6 (65.1~74.3)	8.41 (6.88~10.37)	43.6 (41.3~46.1)

209　现在宝宝仍然吃泥糊状食物可以吗

　　婴儿随着月龄的增长，食物性质应该转变，从流食、半固体到固体食物，进食方式也要改变，从吸吮奶头到口腔、舌头、牙齿协同进行咬切、拌动、咀嚼、向后运送和吞咽食物。宝宝通过进食锻炼了口腔、舌头肌肉的运动和协调能力，对语言能力的发展非常重要。良好的进食能力是婴幼儿适应社会生存能力的必备条件。因此，7～8个月以后的宝宝，家长千万不要一直给宝宝吃泥糊状食品，不要剥夺了宝宝练习吃固体食物的机会。

210　7～8个月的宝宝应如何喂养

　　7～8个月的宝宝，每天要喝母乳或者配方奶800毫升，每天要喝4～5次奶，在奶量不减少的基础上，添加1～2餐碎末状食物。宝宝在吃奶以前可以加1～2次强化铁的米粉、稠粥或者烂面条，后者从少量开始，逐渐减少泥糊状食品的量，逐渐增加稠粥和面条的量，还可以加碎菜，以及肉泥、肝泥、动物血等食物。以上食物添加的原则：一样一样加，每样加后要观察3～5天，看有没有过敏反应，大便情况是否异常，没有问题了可以将已经吃过的食物品种混在一起。量从少到多，粥或面条每日可增加到30克～50克，碎菜25克～50克，水果20克～30克。宝宝添加蛋黄时，每日从1/4个逐渐增加到1个。宝宝吃饭的时候可以坐在一个高的儿童餐椅上，与成人一起进餐，并学习用手自我喂食。可以让宝宝用手拿条状食物学习自我喂食，并练习咀嚼。

211　给本月龄宝宝添加辅食和以前有什么不同

　　7～8个月的宝宝每天都要吃肉和蛋，还要吃少量的油脂，可以每周吃1～2次动物肝脏或动物血，吃1～2次鱼虾或鸡肉、鸭肉，吃3～4次红肉（猪肉、牛肉、羊肉等）。宝宝每天吃肉的量为30克～50克，蛋黄从每日1/4个逐渐增加到1个。

肉、蛋类可提供婴儿生长发育所需的优质蛋白质和矿物质，红肉类还可以提供丰富和易吸收的铁，可以预防宝宝发生缺铁。蛋黄中的铁不是血红蛋白铁，不容易被机体吸收，给宝宝吃蛋黄难以达到补铁的效果。

212 为什么不能给宝宝吃盐、酱油、糖等调味料

家长不要在宝宝的食物中添加盐、酱油或其他调味料，咸的食物含盐较多，会损伤宝宝未发育健全的肾脏，还可能养成宝宝一生嗜咸的偏好，增加未来发生心血管疾病的风险。

家长不要给宝宝吃太甜的食物，不要给宝宝的辅食加糖。糖除了增加食物中的能量外没有其他营养价值。宝宝早期吃含糖食物会养成对甜食的偏好，容易导致日后出现龋齿和肥胖等问题。

因此，家长千万不要随意让宝宝品尝成人的饭菜。

213 如何让宝宝专心吃饭

经常有家长述说，宝宝会走后，吃饭时跑来跑去，要追着宝宝喂饭。通过我们的研究证明，如果宝宝在七八个月开始形成良好的进食习惯，就不会出现以上不良的饮食习惯。宝宝就餐的地点应相对固定，就餐环境不能有容易使宝宝分心的因素，如动画片、玩具等，以免影响宝宝对食物的兴趣。家长要将宝宝的注意力集中到食物和餐具上，可以让宝宝玩餐具和食物，但每餐吃饭时间不能超过30分钟，过后不能再补充进食，要等到下餐时间才能进食。这样

容易让宝宝产生条件反射，进餐时消化液分泌，食欲良好。这个阶段的宝宝已经有记忆能力了，如果宝宝天天坚持这样做，自然而然地会养成良好的进食习惯。

214 宝宝懂得饥饱吗

家长对宝宝发出的饥饿和饱足的信号要及时应答。宝宝饥饿时要及时喂食，吃饱了要停止喂食。婴儿早期就已明显具备根据能量需要调节进食量的能力。但是，家长的控制可以削弱宝宝对进食量的自我调节能力，如果宝宝没有机会亲自经历、体验和感受自己的饱足感和饥饿感，可能会失去对进食量的自我控制能力。如果家长忽视宝宝自身的饥饿感和饱足感，过分施以外界对进食的鼓励或限制，将极大地减弱宝宝用饥饿和饱足的内部信号调节能量摄入的能力。这种能力的减弱或丧失将对宝宝的饮食行为产生长久的不良影响，明显的后果是导致过度进食和肥胖。

215 如何训练宝宝坐便盆排便

国外有研究发现，宝宝1.5~2岁是训练排便的最佳时期，但是，我国有从宝宝3~4个月开始把大小便的习惯。因此，8个月宝宝如果独坐平稳，可以训练他在便盆上"方便"。当宝宝有排便前的刺激反应时，立即给宝宝拿便盆，让他坐在便盆上。开始时，妈妈帮着扶住他，发出嘘嘘或者嗯嗯声，诱导宝宝完成排便过程。渐渐地，便盆可以放在固定的位置，但不能放在黑暗处，以免宝宝害怕，这样宝宝便会知道，家里有一个属于他"方便"的位置。

家长要尊重宝宝的意愿，宝宝坐便盆的时间不宜太长，一般5～10分钟即可。如果宝宝没有便意，就让他起来，过一会儿再去；也不要让宝宝坐在便盆上吃东西、玩玩具、看图画书，以免转移注意力。

家长不要频繁给宝宝"把尿"，要有意识地逐渐延长"把尿"的间歇时间，使宝宝的膀胱充盈度增加，这对宝宝的整体成长有益。这么大的宝宝家长要减少其使用尿布的时间。

216 7～8个月的宝宝每天睡多长时间

本月龄的宝宝每天总的睡眠时间是12～13小时，晚上睡9个多小时，白天睡2个小觉。一般此月龄的宝宝晚上能睡长觉，夜间不吃奶。有少数母乳喂养的宝宝，晚上要吃母乳，如果吃完奶宝宝就睡了，母亲也认为不是负担，可以顺其自然。

217 宝宝晚上入睡困难，夜间醒后难入睡，怎么办

有的宝宝入睡困难，夜间醒后就很难再入睡，使家长非常疲劳，也影响了宝宝的睡眠。应该如何改进呢？家长首先要了解，睡眠问题是儿童自身的特点和外界环境（父母育儿方式）相互作用的结果，但父母养育方式不当在影响宝宝睡眠问题中起着主要的作用。有的家长有在宝宝睡前抱着他拍打、摇晃、走动的习惯，等到宝宝睡着后才放到床上。宝宝含着妈妈的乳头入睡也

很常见。

　　为了纠正宝宝的不良睡眠习惯，可以参照以下方法：第一夜入睡时，让宝宝自己躺在小床上睡，如果宝宝开始哭，可让他哭一段时间，至少1～2分钟，可给予安慰，但不要抱起来，直到他安静下来，其间父母可稍离开片刻。如果宝宝又哭，等待更长时间（2～5分钟），再给予安慰。这样可反复多次，这个过程可持续数小时，鼓励父母坚持这样做。第二夜入睡时做法同前，但宝宝哭闹时等待时间延长。第一次为2～4分钟后给予安慰，第二次5～10分钟，以后更加延长。父母这样做时不应该生气或缺乏信心，要坚持做下去。第三夜可以见效。宝宝会由大哭变为小声啜泣，以后停止哭泣，自己入睡。这样做，宝宝夜间醒来时间变短，醒后不哭，自己会再次入睡。

218　宝宝睡得早、醒得早怎么办

　　大多数宝宝在晚8点到早7点睡眠，但有的宝宝傍晚很早睡、清晨很早醒，如下午5～6点睡、清晨4～5点醒，他们吃饭和午睡时间也提前。宝宝的早睡早醒和父母入睡时间产生矛盾，使父母睡眠时间减少，时间长了父母会感到很疲劳。可以参照以下解决方法：宝宝每天睡眠时间比前一天推迟10～15分钟，这样宝宝早晨醒来时间逐渐推迟，约1周时间，可以调整到婴儿正常夜间睡眠时间。随着宝宝睡眠时间的调整，逐渐改变白天的饮食和小睡时间。应保证宝宝在晚上入睡前4小时不睡觉。

219 宝宝睡得晚、醒得晚怎么办？睡得晚、醒得早怎么办

有的宝宝入睡时间和自然醒的时间均比正常晚，如晚上11～12点睡、早上9～10点醒，这种情况很常见。晚睡和晚起不符合宝宝正常生物钟节律，对宝宝发育是不利的。纠正的方法：每天比前一天提早10～15分钟叫醒宝宝，次日早晨将逐渐提前觉醒，最后入睡时间逐渐调整到晚8点；同时，逐渐调整白天吃奶和小睡时间。在宝宝晚上入睡前4小时内不要安排小睡，以免造成晚上入睡困难。宝宝如果睡得晚、醒得早也可以参考上述方法进行调整。

220 宝宝夜间哭闹在什么情况下应找医生诊治

宝宝平时睡得很好，突然发生夜间哭闹，有可能是生病了。最常见的原因是感冒发热导致的鼻塞、全身不适。患中耳炎的宝宝如果你轻轻拉他的耳朵，他会因耳痛而大哭。宝宝因腹痛而哭时，表现为腹胀、肛门排气，大便秘结或腹泻。宝宝在排尿时哭闹加重，可能有泌尿道感染。以上情况应找儿科医生诊治。如果宝宝表现为剧烈哭闹和安静交替出现，伴有腹胀、呕吐，有可能是肠套叠，属婴儿急腹症，应立即找小儿外科医生诊治，及时处理可避免手术治疗。

221　如何知道宝宝发育是否正常

　　7～8个月宝宝正常表现为：坐得比较稳，开始用上肢和腹部学爬，随后学会用手臂和膝盖协调爬行，有的宝宝能拉物站起；手的动作更加灵活，大拇指和其他四指已能分开对捏，开始有目的地玩玩具；能发出简单音节，如"打打""妈妈""爸爸"等，开始懂得语义，认识物体，如灯、书和玩具等；对周围环境的兴趣提高，能注视周围更多的物体，会把注意力集中到他感兴趣的事物和玩具上；喜欢在街上看汽车，看天空的小鸟，会找藏起来的东西，有初

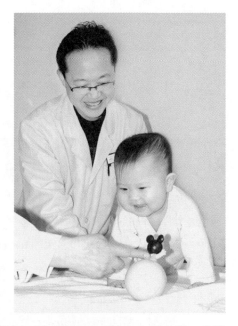

步的模仿能力；开始认人，能区别熟人和陌生人，能辨别不同的人的态度、表情和声音，并作出不同反应。

222　如何进行早期教育

　　家长要每天给宝宝做按摩，不需要做被动体操了。早期教育方法同5～6个月。还要多鼓励宝宝自由活动，如自己翻滚、坐起、爬等，让宝宝学会自己玩一会儿，经常给宝宝讲图画书。让宝宝多练习手的灵巧动作，如抓熟的大米饭粒

吃，练习拇指和食指对捏的活动；学会辨别不同的表情和态度，做出适当的反应。家长不能娇惯宝宝，对宝宝的一些不当行为，如咬人、打人、抓头发要制止。宝宝进食的时候不能玩玩具、看电视，可以玩餐具和食物，练习抓食物吃，吃饭要定时定点，最好半小时吃完。

223 7~12个月的宝宝应该玩什么玩具

随着宝宝月龄的增加，他们的活动范围在不断扩大，认知能力也在不断提高，他们对玩具的兴趣较前增加，并有了更主动的操作和模仿能力。此时家长应鼓励宝宝多动手、多模仿，对小儿各方面能力的发展会有较大的促进作用。

这个月龄段的宝宝应选择一些能拨弄、敲响及套叠的玩具，主要是发展宝宝的双手配合、手的精细操作及手眼协调和联想能力，比如能拨动的电话、闹钟，能敲响的琴，可按压的带音乐的玩具，有孔洞可插入、可敲打的玩具，还有可套叠的套筒、套碗、套娃等。

我们认为，对双手操作比较好的一种玩具是套筒，这看似简单的玩具，其实宝宝很有兴趣玩。它有六个大小、颜色都不同的筒，操作方式比较多，从简单的抓取开始，到把小的放到大的里面；从单手拿到双手配合打开、套上；从认识大小、颜色到认识数字；从单一操作到全部过程完成的操作；从一个人的操作到两人以上的竞赛操作。套筒适合不同年龄段、不同认知水平的宝宝。家长们反映，这是宝宝能玩得时间最长的玩具。我们认为这样的玩具才是真正可以称得上开发智力的玩具，这比那些价钱高、又大又漂亮的电动玩具要好得多。

224　在和该月龄宝宝玩的过程中要注意什么

（1）和宝宝一起玩，做一些有目标的按压、敲打、插入、对套等动作，供宝宝模仿。

（2）玩的过程中对玩具的名称、小积木上图画的名称、操作中的动作名称等都要用语言明确地说出，促进宝宝语词概念的学习。

（3）不要一次给太多的玩具，最好一次集中玩1～2件玩具，这有利于培养宝宝注意力集中的习惯。当宝宝玩1～2天后再换1～2件玩具。如果家长将家中所有的玩具都暴露在宝宝面前，他将没有新鲜感了，不久之后就会全不喜欢了。

（4）始终需要注意的就是安全问题。宝宝生活的环境除了要卫生、无毒外，还注意不要有小的易脱落的物件被宝宝捡到，防止宝宝误服。

（5）注意促进宝宝动作能力的发展。

（6）注意促进宝宝联想能力的发展。

225　如何为宝宝选择图书？如何和宝宝一起看图书

适合该月龄宝宝看的图画最好是一幅图上只有一个主题，颜色鲜艳，明暗对比清晰，如黑白或彩色脸谱，各种动物画、水果画等，可拿到距宝宝面前20厘米～30厘米处给宝宝看，也可贴在墙壁上，竖抱宝宝去看。宝宝每次看的时间不要太长，可以重复进行。

图书可以强化宝宝记忆每一件物品的名字，每天让宝宝指认几种动物和物品。每天1～2次，每次时间不宜太长，反复练习。可以用图片让宝宝指认，如问宝宝"熊猫在哪里？"让宝宝从几张动物图片中找出熊猫。家长要使图片和图书成为宝宝喜欢的玩物。

226   怎样使宝宝坐得更稳

　　宝宝在这个月龄基本都可以独坐了，但开始时还不够稳定，需要逐渐掌握平衡并学会变换体位。宝宝坐位时，家长可在不同的方向逗引宝宝看和抓取物品，如在左侧前方拿出一个小熊让宝宝左倾身体去抓，或右侧旁边放一块小饼干让宝宝去取，左、右偏后同样用不同的物品逗引，还可以在后上方逗引。这些训练主要练习宝宝坐位的左移、右移，向前、向后及转身的控制，从而使坐位达到良好的协调性。当然，宝宝坐位时间不宜太长，坐累了要变换体位。

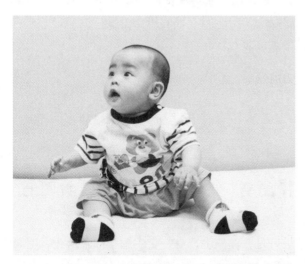

　　从坐位到仰卧或俯卧都比较容易，同时要练习宝宝从仰卧位到坐位的转换，即翻身坐起。宝宝呈仰卧位，妈妈在一侧拿玩具逗引，待宝宝翻至侧位时妈妈将玩具移至另一侧的斜上方让宝宝转为坐位去够取。这种体位的转换使宝宝的身体控制能力不断加强，为以后的动作发展打下基础。

227　宝宝如何学习爬行

爬行是宝宝运动发展中的一个重要动作，需要四肢协调配合、视动自然结合，是很好的感觉统合活动。爬行还对宝宝的主动探索、认知学习及人际交流有很好的促进作用。因此，家长应重视宝宝的爬行学习。

一般小儿爬行有两个阶段，首先会匍匐向前，然后是手和膝盖支撑起来爬。匍匐爬的益处很多，俯卧位移动有助于加强双臂及双腿的力量，为将来手膝爬行时臂—腿协调运动做准备。

匍匐爬

宝宝以腹部为支点，前臂触地，将躯体向前拉。双腿也可以交替或一起运动。要进行此项训练的前提条件是宝宝不抗拒俯卧位，可抬头90°，胸部能离开床面。训练方法：宝宝俯卧位，在他前面1米左右处放一个他喜欢的玩具（图27），推小

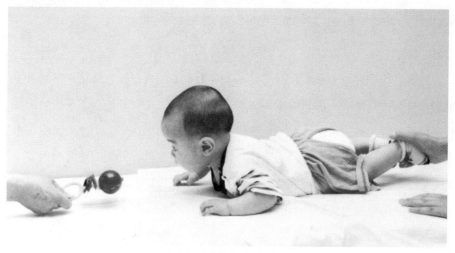

图 27　训练宝宝匍匐爬

儿的脚让他向前够玩具，或按照爬行运动模式移动他的双臂。

手膝位爬行

有助于发展双肩及双腿的力量，在爬的过程中发展对侧的交替模式有助于宝宝从爬向步行转化。训练方法：宝宝俯卧位，前臂支撑在地上，将宝宝躯干抱起一些使他呈手膝支撑位。你也可以用一条大浴巾兜住宝宝腹部及躯干，并提起浴巾两端，当宝宝手膝支撑时，轻轻摇晃浴巾，逐渐减少将宝宝提起的助力，使其达到四点支撑。在宝宝面前1.5米～1.8米处放一个吸引他的玩具或奶瓶让他拿取，示范他用手爬行，推他的脚给予一定的助力或引导他的上肢，也可通过让宝宝爬过大的物体，如枕头、卷起的毯子或大人的双腿等，促进手膝位爬行能力的发展。

宝宝爬行的练习可循序渐进，不要一次练习得太累，特别是开始时要让宝宝体验到成功，这样才能引起他的兴趣。宝宝在这个月龄，在学会匍匐爬前，先表现向后倒着爬或转圈都是正常的发育过程。

228 宝宝手指的活动如何开始

宝宝最初学会用手拿东西时都是以手掌为中心的大把抓，从单手拿到双手都能拿，再到相互倒手，手的功能不断增强。慢慢地，他们开始有了手指的活动，但还很不灵活，此时可以给宝宝一些稍小的物品，如小饼干、小馒头、小积木块等（物品的选择一定要考虑到安全性）让宝宝练习抓取。开始时宝宝会用多个手指向手心方向搂取，家长可以给宝宝示范使用手指捏取，经过一段时间练习，宝宝就会学会用拇指与其他手指相对地捏取东西。

229　宝宝为什么爱扔东西

　　妈妈们会发现，宝宝在学会拿起各种物品后一段时间内很喜欢扔东西，不管是什么东西都会扔。首先我们应该明白，宝宝的这一行动不是不喜欢或搞破坏，而是他们的一种探索活动。他们会很好奇地观察"物体怎么落到地下了""我用手一碰物体就动了"，他们会不厌其烦重复这个动作，并好奇地观察着、思索着。家长要注意不要粗暴地制止宝宝的这一行为，而是要创造条件满足宝宝的好奇心和探索活动。家长可给宝宝准备一个物品箱或可够到的抽屉，让宝宝一件件拿出和扔掉里边的东西（一定是可以扔且安全的物品），同时要教给宝宝哪些东西是不能扔的。宝宝扔不该扔的物品时，家长除了用语言说"不"以外，表情一定要表现出不喜欢，让宝宝逐步懂得哪些东西可以扔，哪些东西不能扔。还有，宝宝在这个阶段扔东西也是因为还不懂得有意识地放下物品，家长可以经常作出示范，告诉宝宝怎样放下，指示他把某某东西放在何处。例如，把苹果放到盘子里，把饼干放到妈妈手里，让宝宝学会有意识地拿起、放下。

230　宝宝是如何学会用肢体语言的

　　人类在交流方面最通用的就是肢体语言，宝宝也是先学会肢体语言。在这个月龄，他们会用一些特定的动作表示他们听懂了这个信号。比如，一说"灯在哪儿"就抬头，不管灯在哪里亮；一说"饱"就拍肚子，不管是不是已吃过。宝宝只是以一个动作表示他们知道了这个信号。这叫作语言—动作联系，是宝宝语言学习的一个阶段。在这个阶段，妈妈可以多教宝宝一些特定动作，开始可以一边说，一边做，让宝宝模仿，逐步地不再做动作，训练宝宝一听到某一词语后就做出相应的动作，这是宝宝理解语言的基础。

231 为什么宝宝先学会叫爸爸、妈妈

宝宝开口说话时都是先会叫爸爸、妈妈（有意义的），这在全世界都是一样的。为什么会是这样？其实这正反映了语言学习的过程。宝宝开始发音先发出元音，以后有了辅音，慢慢又有了音节。宝宝到六七个月就会发出"baba、mama"音，此时是无意识的，但爸爸、妈妈会很兴奋，马上会给予高兴的表情和赞赏的语言，也会亲吻和拥抱宝宝，这些肯定的行为对宝宝的语言学习是很好的强化，对学习有促进作用。因为爸爸、妈妈总是满足宝宝的需求，给宝宝愉悦的感受，所以当他们发出这些音后，你要告诉他"我就是爸爸""我就是妈妈"，你的回应使他记忆深刻，很快就有了意义。其实，其他词语的学习方法也与此相同，就是通过认知、情感的强化使宝宝理解和学会应用相应的词语。

232 怎样建立安全的依恋情感

依恋是指婴儿与母亲之间的一种特殊的、持久的感情联系，它是母亲与婴儿之间充满深情的、积极的相互关系。依恋的形成与母亲经常满足婴儿的需要、给予愉快的强化刺激有关，也是婴儿在与人的交往中，对人从泛化到分化的社会性认识的结果。

依恋情感的表现形式是婴儿喜欢同他所依恋的对象接近，此时他会感到安慰、舒适和愉快。在他遇到陌生环境而产生惧怕和焦虑时，依恋对象（母亲）的

存在或出现会使他感到安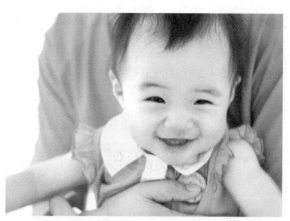
全，这种依恋的安全感一旦
建立，婴儿就会更加自由自
在地去探索周围的新鲜事
物，愿意尝试与别人交往，
会更广泛地去适应社会。因
此，母亲与婴儿的这种相互
依恋的感情是婴儿与别人交
往和探索外部世界的"安全基地"。这种早期的母婴依恋的质量对日后婴儿认知
发展和社会性的适应都有重要意义。这就是我们说的安全依恋。这种安全依恋不
仅可以促进儿童的智力发育，而且还将导致一个人对人信赖、自我信任，并成功
地依恋自己的同伴和后代，形成良好的人际关系。

如何才能建立这种安全的依恋情感呢？主要是母亲在与宝宝的交流中，要
注意合理地满足他的需求，要从表情、语言、抚摸、搂抱等多方面表达对宝宝的
爱；在他遇到问题时更要给他情感的支持；宝宝到新的环境中或与陌生人接触时
要多鼓励他，告诉他"妈妈在这里看着你呢"，鼓励他大胆地探索及与人交往。
如果能这样做，大多数的宝宝都能建立安全的依恋情感。如果宝宝缺乏悉心的照
料，妈妈不注意母子感情交流，会出现一些不安全的依恋类型或无依恋的现象。
没有建立母婴安全依恋感情的婴儿，在后来的生活中多不善于与人相处，或不能
很好地面对现实，易出现一些心理问题。

233　婴儿何时开始怕生？怎么办

怕生，在心理学上称之为"陌生人焦虑"，也就是说，见到陌生人很不舒

服，感到害怕。婴儿长到3~4个月时，开始出现有视觉偏好的行为。视觉偏好行为是孩子怕生的基础，也是怕生的前奏。随后，通常到5~7个月就会出现怕生现象。出现怕生是个体发展过程中的必然现象，具有积极的意义，标志着婴儿心理发展有了较大的进步，说明他能够区分人与人之间的差异。这种能力在进化中具有较强的适应性，使孩子自然地更愿意接触日常照料他的人，而避开可能伤害他的人。但是，如果怕生继续保持并得到强化就不好了，时间久了，最初的怕生日后会发展成害羞。因此，父母面对孩子的怕生应该做到以下几点。

（1）在一开始就不能给孩子贴上"怕生"的标签。在孩子表现出怕生时，应该转移话题。不能当着孩子和别人的面，说孩子怕生。在别人当着孩子的面说孩子怕生、孩子害羞时，应该对孩子说："我们很快就会熟了，对吗？"同时应立即示意对方不要说这样的话，并立即转移话题，说一些孩子感兴趣并知道较多的事情，这样孩子就会把注意力转移到他感兴趣的事情上，而不注意陌生人和陌生的情景。

（2）鼓励孩子要勇敢，增强孩子的自信心。

（3）给孩子更多的机会与其他孩子或成人交往，也就是要有意识地多带孩子出门，让他到新的环境中去，接触更多的陌生人。孩子见多识广了，就不会再怕生了。

234　宝宝经常要人抱，不满足就哭闹怎么办

7~8个月的宝宝，应该开始培养自控能力了，因为这时他的大脑中控制情绪的中枢（额叶部分）开始发育，他已经具备了自控能力培养的基础。情绪自控是适应社会的重要能力。如何培养呢？当宝宝要吃东西或要人抱时，父母要让他知道什么时候才能得到满足，教会他在此之前只能等待。如果宝宝哭闹，而父母不耐烦了，立即答应他的要求，宝宝就会学会利用哭来达到目的。如果父母不答应

要求，他就会一直哭闹，直到父母答应为止。这样会导致宝宝任性，不利于培养他良好的社会适应能力。家长还要约束宝宝不好的行为，如抓头发、咬人、打人等。因为宝宝不知道做这些事情会给别人带来不适，所以当宝宝抓头发、咬人、打人时，我们应该告诉他："妈妈痛。"要抓住他的手，告诉他不可以，说的时候，不要带着笑容，而是带着痛苦的表情。孩子天生是有同情心的。教会孩子控制不正确的行为，是培养孩子社会适应能力最重要的内容。如果家长不阻止，他会养成习惯，以后很难改变。

235 7~8个月的宝宝开始咬人怎么办

7~8个月的宝宝可能已经长牙了，由于长牙的时候牙龈不适，他就喜欢咬人，有的妈妈甚至手臂上有很多被宝宝咬伤的牙印。因为宝宝不知道被咬的人会疼，所以妈妈不用忍着疼让宝宝咬，应该告诉宝宝很疼并作出痛苦的表情。孩子天生是有同情心的，他会控制自己不咬人，这样对他来说是一次非常好的自控能力的训练，以后他就不会再咬别人了。我在临床上曾见过一个宝宝，从出生妈妈就自己带养，妈妈对他的需求非常敏感，及时、适当回应，因此宝宝和她建立了深厚的母婴依恋情感。有一次，宝宝吃奶的时候咬了妈妈的乳头，妈妈非常痛苦地叫了一声，孩子瞪着眼睛看着妈妈并流出了眼泪，从此再也没有咬过妈妈的乳头。

236 宝宝还不会爬怎么办

过多抱宝宝不利于他的运动发育。有的家长发现自己的孩子运动能力不如同龄孩子，坐、爬、走都比较晚，很着急。经过分析发现，这是因为这些家长怕孩子自己活动会摔着、碰着，所以经常抱着，保护过度限制了他们的活动而造成的。婴儿在半岁以后，活动能力发展了，他们要通过自己主动的活动，学会坐、爬、站和走。应在父母适当的保护下让宝宝有机会自己练习，用玩具和游戏激发他们运动能力的发展。你可以在家里适当的地方给宝宝准备一个活动的小天地，在地上铺上垫子，周围要保证安全，要清除安全隐患，如可能会被宝宝误吃的小物件，电门，容易使宝宝磕碰的物体。玩具每次用一两种，逗引宝宝翻滚坐起和爬行，也可以扶着宝宝站立和迈步。

237　该不该使用学步车

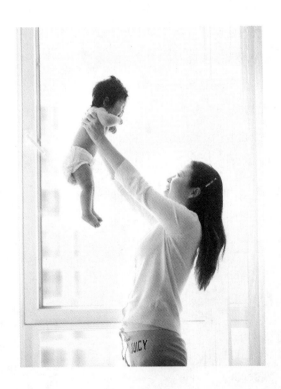

7～8个月的宝宝应练习爬行，扶着站立和迈步。"学步车"名为学步，其实不能达到"学步"的目的。宝宝学步时，只有通过自己主动活动，才会学习掌握平衡身体的能力。如果宝宝依靠"学步车"，就会失去掌握平衡的机会，不利于控制平衡能力和学习走路。有一项关于5～15个月宝宝用学步车的跟踪调查结果显示，常用学步车的宝宝会坐、会爬和会走的平均时间比不用学步车的宝宝约晚1个月。研究结果还显示，使用学步车的宝宝智力发育测验方面的分数低于没有使用过学步车的宝宝。

　　婴儿是通过接触、抓握、敲敲打打、扔等学习认识物体的，自由地探索有助于婴儿智能的发展，学步车限制了宝宝自由活动，剥夺了宝宝学习的机会，影响了宝宝智力的发育。学步车还可能增加一些意外的伤害，如撞东西后翻倒、摔下楼梯等。少数宝宝由于7～8个月时坐学步车，因为个子矮，用足尖着地，造成用足尖走路的异常姿势，甚至被误认为脑瘫。因此，宝宝最好不用或少用学步车。

238　宝宝经常摇头、抓耳朵是不是生病了

　　有的宝宝经常摇头，甚至撞头，有时摇摆身体，这和宝宝喜欢扶着东西跳动一样，都是正常现象。这是宝宝前庭系统发育需要寻求的刺激。前庭是维持平衡的器官，多数婴儿会有一个前庭"自我刺激"的阶段，会做出上下跳、摇头晃动身体的动作，有3%～15%的婴儿还会用头去撞击其他物体。前庭自我刺激通常是在婴儿6～8个月的时候开始，这也是前庭敏感度达到高峰的时候。这种行为可在短时间内消失，也可持续较长时间，大部分在1～1.5岁消失。智力发展是不断累积的，前庭系统是最早发育的感觉之一，占了婴儿早期感觉经验很大一部分。这些经验可能在统合其他感觉和运动方面具有关键性的作用，所以也影响到更高层次的情绪发育和认知能力。

　　有的宝宝喜欢用手抠抓耳朵，此时检查宝宝的外耳部位，未见任何异常，这是因为两只耳朵的内耳发育不均衡，平衡感受器发育不完善，宝宝感觉耳朵不舒服，所以喜欢用手抠抓耳朵，不用处理，过几个月自然会消失。

239 如何对待7～8个月宝宝的吃手现象

宝宝6个月后由于手逐渐灵活，自己玩玩具的兴趣提高，吃手的现象逐渐减少。爸爸妈妈要多和宝宝玩，让他玩玩具，用丰富的环境刺激来转移宝宝对手指的注意力，使他在有趣的环境中慢慢忘记吸吮手指。

240 我的宝宝已经不吃手了，为什么最近又将手放进口内

6个月以后的宝宝多数已经出牙了，出牙时宝宝会感觉不舒服，会通过咬自己的手指、拳头或其他物品来安抚自己。就像我们大人腿酸时，按揉肌肉可以缓解疼痛，这是一个道理。家长可以给孩子咬牙胶，代替咬自己的手指，达到轻轻按摩牙龈的作用。

241 肋缘外翻是佝偻病的表现吗

半岁以后的婴儿有的会有肋缘外翻现象，即平卧位时两下肋缘稍微高出胸部。一般来说，这是佝偻病的一种表现，但是如果孩子已经服维生素D，每天400国际单位，并经常户外活动，可以不必担心。很多宝宝有这种表现，以后随着胸

廓发育，会自然消失。如果宝宝没有服过维生素D，每天应服用维生素D800国际单位，持续1～2个月后，改为预防量，每天400国际单位。避免让宝宝进行大剂量维生素D突击治疗，因为有过量和中毒的危险，而且肋缘外翻的宝宝，即使服用大剂量维生素D也不可能立即恢复，需要在成长过程中逐渐恢复。

242 检查发现血锌低要不要治疗？怎么治疗

不同微量元素体内分布不同，代谢、调节途径也不同，检测方法很复杂，简单检测血清水平不能反映体内微量元素的状况。医生不能仅仅根据血清检测结果对宝宝进行相应的治疗。

宝宝锌缺乏的表现为身材矮小、贫血、食欲不好、味觉差等。如果你的宝宝是母乳或配方奶喂养，母乳是婴儿天然的最好食品，配方奶中已经含有各种营养素，宝宝体重增长良好，因此不可能缺锌，不需要补充锌剂。如果奶量不足，辅食吃得很少，体重、身高增长不良，可以用锌剂治疗。用量为：锌元素，1岁以内5毫克，1～6岁10毫克，因各种锌剂中锌含量不同，可以计算后服用，须服用1～2个月。

243 哪些食物中含有丰富的锌

为了预防缺锌，应该及时给宝宝添加辅食。日常生活中的食物，如海产品中鱼类含锌量较高；动物性食物中瘦肉、猪肝、鸡肉、牛肉等也含一定量的锌。另外，豆类都是补锌的好食品。如果能经常给宝宝吃些含锌量高的食品，一般不会发生缺锌。

244　宝宝发热怎么办

　　人体正常体温为35.5℃～37.5℃，超过37.5℃应该认为是发热了。正常儿在进食、活动后体温有轻度升高。一般测体温用腋窝测量法。

　　宝宝为什么会发热？正常情况下，人的下丘脑的体温调节中枢通过机体散热或产热调控体温。当病菌侵入人体后，为了对抗病菌侵袭，会动用人体内的防御机制，如白细胞、免疫抗体等。发热就是人体动用防御机制的一种表现。所以，发热是人体对抗病原菌的生理抵抗机制，发热对人体起到保护作用。发热有很多原因，对待发热，重要的是寻找原因，退热只是治标而不治本。

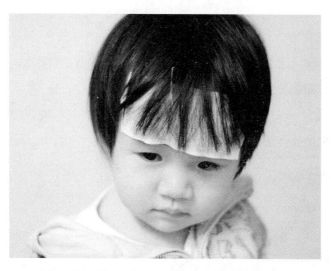

　　处理方法：宝宝发热时如果精神好，有上呼吸道感染症状，可能是感冒，约90%是病毒感染，无特效药，可以休息1～2天。体温太高对人体也有不利的方面，发热会导致人体代谢加快，加重身体能量的消耗，出现不适症状，有的宝宝会出现惊厥。所以，宝宝发热超过38.5℃，可以给予退热药。对小儿安全的两种退热药：乙酰氨基酚有效退热时间3～4小时，布洛芬维持6～8小时，两者交替使用，用法见说明书。

245　如何护理发热的宝宝

（1）室内空气要新鲜流通，温度适宜，如冬季室内比较干燥，可采用加湿器，增加室内的湿度，这会使宝宝感到舒适，夏天可以开空调，但应避免空调机对着宝宝吹。

（2）不要给宝宝穿太厚的衣服或盖太厚的被子。有些老人愿意给发热的宝宝捂汗，这是非常不科学的，越捂越不容易散热，反而会使体温更高，容易引起高热惊厥。宝宝发热时应去掉过多的衣物，以利于散热。

（3）给宝宝多喂水，如果宝宝易呕吐，可以少量多次。饮食要易于消化，在宝宝生病的时候不要添加新的辅食。还可以用温水擦拭宝宝的前额、颈部、腋下和腹股沟。

当宝宝发热超过38.5℃，应适当服用退烧药，如热度持续不退，或发现宝宝精神不好、原有的病症加重，要及时带宝宝去医院。

246　宝宝感冒居家如何护理

普通的感冒表现为发热、鼻腔堵塞、流鼻涕、咳嗽，小婴儿咳嗽容易吐。如果检查白细胞不多，一般都是病毒感染，用抗生素无效，主要靠家人进行很好的护理和休息。感冒期间，宝宝不愿意吃可以适当减少奶量，适当多喝水。已添加辅食的宝宝，要吃清淡的辅食，比如大米粥，不要吃过多肉食。让宝宝多睡觉，多抱抱宝宝，少让他做大运动。屋内空气要新鲜，保持室内湿度在60%，温度保持在25℃～27℃，做一些活动量不大的游戏。如果宝宝咳嗽痰多，可以去医院或者在家里做雾化吸入治疗。宝宝发热高达38.5℃，可以用退热药。宝宝在家休息2~3天，感冒症状可以逐渐好转。

247 宝宝高热惊厥应如何处理？对以后有什么影响

有些高热的宝宝会发生抽搐，我们叫作高热惊厥，大多发生在婴幼儿时期。这是由于小儿的神经系统发育不完善造成的，常发生在体温上升很快的最初阶段，表现为双眼凝视、面色发青、四肢强直或抽动。在遇到这种情况时，家长千万不要惊慌，应马上让宝宝平卧，头略后仰，按压人中穴；用凉毛巾放在宝宝的前额，解开衣服散热；如有呕吐，应将宝宝的头偏向一侧，防止误吸。一般经过这样的处理抽搐会很快缓解，再及时带宝宝去医院检查。

发生过高热惊厥的宝宝，以后发热时有再惊厥的倾向，家长要注意，宝宝一旦出现发热要及时服用退热药。超过90%的宝宝长大后不再发生。如果高热惊厥发生频繁，应该做脑电图检查。

248 如何解读婴儿血常规指标

家长在拿到宝宝的血常规化验单时，常常对结果后面↑或（H）、↓或（L）很敏感，由于化验单后面的参照值范围常常按照成人标准设定，所以解读化验结果的时候一般需要专业的儿科医生结合孩子病情和年龄特点进行分析。现将家长最关心的常见指标进行解读。

常用血常规化验单

表14 以9个月宝宝的血常规化验单为例

参数	结果	参考范围	参数	结果	参考范围
WBC白细胞数目	7.6×10^9/L	$(4.0 \sim 10.0)$ $\times 10^9$/L	MCV平均红细胞体积	78.7fl (L)	80.0fl (L) $\sim$100.0fl (L)
Lymph淋巴细胞数目	4.8×10^9/L (H)	$(0.8 \sim 4.0)$ $\times 10^9$/L	MCH平均红细胞血红蛋白含量	26.4pg (L)	27.0fl (L) $\sim$34.0fl (L)
Mid中间细胞数	0.4×10^9/L	$(0.1 \sim 1.2)$ $\times 10^9$/L	MCHC平均红细胞血红蛋白浓度	310g/L (L)	320g/l $\sim$360g/l
Gran中性粒细胞数目	2.4×10^9/L	$(2.0 \sim 7.0)$ $\times 10^9$/L	PLT血小板数目	237×10^9/L	$(100 \sim 300)$ $\times 10^9$/L
Lymph%淋巴细胞百分比	62.7% (H)	20.0%$\sim$40.0%	MPV平均血小板体积	9.6fl	6.5fl$\sim$12.0fl
Mid%中间细胞百分比	5.6%	3.0%$\sim$14.0%	PDW血小板分布宽度	14.8	9.0$\sim$17.0
Gran%中性粒细胞百分比	31.7% (L)	50.0%$\sim$70.0%	PCT血小板压积	0.227%	0.108%$\sim$0.282%
HGB血红蛋白	10^9g/L (L)	110g/L$\sim$160g/L	P—LCR大血小板比率	25.4%	11.0%$\sim$45.0%
RBC红细胞数目	3.40×10^{12}/L (L)	$(3.50 \sim 5.50)$ $\times 10^{12}$/L			
HCT红细胞压积	34.6% (L)	37.0%$\sim$54.0%			

最常用的几个指标

(1) 白细胞计数（WBC）参考值：成人（4～10）×10^9/L；婴儿（11～12）×10^9/L，说明儿童白细胞计数比成人高；危急值<2.5×10^9/L或>30×10^9/L。

白细胞数值增高多见急性细菌感染，白细胞数值减低多见病毒感染。

(2) 白细胞分类：关于中性粒细胞和淋巴细胞占白细胞总数的百分比，新生儿和成人相同，以后随年龄增加而改变。0～3岁宝宝血液中性粒细胞百分比下降为0.31～0.40，淋巴细胞百分比上升为0.4～0.6。所以，上述淋巴细胞百分比62.7%，虽然标为（H），实际对于9个月的宝宝是正常的。

(3) 血红蛋白正常参考值：新生儿170g/L～200g/L；婴儿110g/L～120g/L，如果血红蛋白<110g/L为贫血。

249 宝宝有哪些表现，应找儿科医生检查

宝宝出现下面的发育表现只是说明生长发育较慢，家长不要过于着急，但要尽量想办法促进宝宝在这些方面的发育，同时需要及时向有经验的医生咨询。

(1) 不会用手主动抓物体，不能伸手拿东西。

(2) 呼唤名字无反应。

(3) 不认识陌生人和熟人。

(4) 对藏猫猫游戏不感兴趣。

(5) 没有发过爸爸、妈妈音，没有咿呀学语。

250 如何保证宝宝的安全

（1）不能让宝宝爬到窗台上。

（2）不能让宝宝单独靠近楼梯。

（3）不要让宝宝攀爬有靠背的椅子，避免椅子翻倒碰伤头部。

（4）把宝宝单独放在有栏杆的小床上时，一定要关好栏杆。

（5）不要让宝宝使用学步车。设定一个安全的、小范围的、地面的活动场所比较安全。

（6）不要将宝宝单独放在浴室或水边，如水桶、戏水池、游泳池旁。

（7）不要让宝宝在热炉灶、加热器旁边玩耍，不要将盛满热液体或者食物的容器放在桌子的边上或有台布的桌子上，以免宝宝够取或拉台布倾倒盛满热液体的容器。

（8）带宝宝坐汽车时一定要让宝宝坐在后排大小适合的安全座椅上。

（9）将所有药品和家用清洁剂等放在宝宝接触不到的地方。

251 7～8月龄的宝宝应该接种哪些疫苗

宝宝在8月龄时须接种麻腮风疫苗第一剂、乙脑减毒疫苗和肠道病毒71型灭活疫苗第二剂。

麻腮风疫苗属于1类免费疫苗，预防麻疹、流行性腮腺炎和风疹病毒引起的急性传染病。

乙脑疫苗属于1类免费疫苗，乙脑疫苗可以预防经蚊子传播引起的一种侵害中枢神经系统的急性传染病。8月龄注射第一剂。需要提醒一下大家：青海、新疆和西藏地区无免疫史的居民迁居其他省份或在乙脑流行季节前往其他省份旅行时，建议接处种1剂乙型脑炎减毒活疫苗。

肠道病毒71型灭活疫苗为二类疫苗，6月龄接种过第一剂的该月龄可以接种第二剂。与第一剂次应间隔1个月。

07

9 ~ 10 个月

252 该月龄宝宝的体格发育情况应是怎样的

体重增长随月龄增加而减慢。月龄9～10个月的宝宝，体重每月增加220克～370克，身长每月增加1厘米～1.5厘米。表15、表16是我国最新的标准。表内平均值为中等水平，括号内为最低值和最高值。

表15　月龄9个月宝宝的体格发育标准

性别	身高（厘米）	体重（千克）	头围（厘米）
男	72.6（67.9～77.5）	9.33（7.56～11.49）	45.3（42.9～47.8）
女	71.0（66.4～75.9）	8.69（7.11～10.71）	44.1（41.8～46.6）

表16　月龄10个月宝宝的体格发育标准

性别	身高（厘米）	体重（千克）	头围（厘米）
男	74.0（69.2～79.0）	9.58（7.77～11.80）	45.7（43.3～48.3）
女	72.4（67.6～77.4）	8.94（7.32～10.01）	44.5（42.2～47.0）

253 9～10个月的宝宝应如何喂养

这个阶段的宝宝要开始锻炼咀嚼能力，要吃一些粗糙一点儿的辅食，如肉末、稠粥、菜末、馒头，或者磨牙饼干等需要咀嚼的食物。吞咽、咀嚼、消化、吸收等胃肠生理功能均需通过"吃"来培养和提高。咀嚼训练可以锻炼宝宝控制舌头的能力和口腔肌肉运动的能力，为日后语言发育打下良好的基础。从进入换乳期起，家长要不断注意食物性状的变化，以适应其生理功能的不断成熟和促进宝宝早期发展。

喂奶的次数可以减少1～2次，但奶量每天最好保证700毫升～800毫升。奶是很好的蛋白质和钙的食物来源，不要因为增加其他食物的餐次而减少奶的摄入量。让宝宝养成定时进餐的习惯，每天进餐5～6次，包括4～5次奶和1～2次辅食。喂奶的量和进食的量有个体差异，可根据宝宝的生长发育状况调节喂养量和喂养次数。身长、体重增加不佳的宝宝，应适当增加食物的能量密度，如吃稠粥或面条，每天30克～50克。宝宝每天吃碎菜25克～50克，水果20克～30克，开始添加肉泥、肝泥、动物血等动物性食物。体重超重的宝宝，可适当减少食物摄入量，避免过度喂养，提倡细嚼慢咽。应允许宝宝有暂时性食欲不佳，若宝宝某一餐或某一天进食量少，可在下一餐或第2天增加喂养量。宝宝可坐在婴儿餐椅上与成人共同进餐，开始学习用手自我喂食，可让宝宝手拿条状或指状食物学习咀嚼。

254 如何让宝宝学会用杯子喝水

当宝宝可以经常自己用手吃东西的时候，就是让他学习用水杯喝水的时候了。刚练习喝水时，可以给宝宝买一个学饮杯或吸管杯，这两种杯子在宝宝端着喝水时都可避免杯子里的水外溢出来。开始的时候，每天只在吃饭的时候将水杯给宝宝使用，给他示范如何将水杯放到嘴边，如何用水杯喝到水。开始时宝宝会把水杯当成玩具来玩耍，家长要耐心指导，让他逐渐学会用杯子喝水。宝宝用杯子喝水有什么好处？一是提高手、嘴的协调能力，另外对语言的发展也有好处。宝宝学会用杯子喝水，白天也可以用杯子喝奶，这样还可以预防龋齿发生。

255　该月龄宝宝每天睡多长时间

本月龄的宝宝每天总的睡眠时间为12～13小时，夜间可睡9～10小时，白天睡2次小觉。不要让宝宝习惯在晚上吃东西，不然他到时会感到饥饿而醒来，如果你停喂，宝宝不会饿，就学会睡大觉了。宝宝晚上部分觉醒不要干预。孩子每个睡眠周期结束都会有部分觉醒，有活动，如果你干预，将使他完全醒来，须用最小的安慰量使他再入睡。宝宝睡前要吃饱，但尽量少喝水，夜间醒来不要喂水，以免因排尿扰乱睡眠。睡前洗温水澡，做婴儿按摩操有利于睡眠。如果宝宝白天睡得过多，就会影响晚上的睡眠。

256　如何知道宝宝发育是否正常

正常9～10个月的宝宝坐得稳，爬行好，会扶着站立，会扶着栏杆迈步。手的活动更加灵巧，会用拇指、食指捏取小东西，会将手指放进小孔中，会把玩具放进容器，能从抽屉中或者盒子中取玩具。宝宝会看镜子里的自我形象，认识自己的存在，会探索周围环境，懂得一些词义，建立了一些言语和动作的联系，懂得"不"字的含义。宝宝交往能力增强，会拍手表示欢迎，会摆手表示再见。

257　如何进行早期教育

在宝宝穿衣、洗澡、吃饭、玩耍、走路和乘车的时候都要跟他说话，不要用"儿语"，要用正常成人的语言说话。跟宝宝说话时，句子不要太长，要关注宝宝的情绪，当他开心或不开心的时候都要回应他。鼓励宝宝玩积木或柔软的玩具，这样可以培养他的手眼协调能力、精细动作能力以及成就感。为宝宝创造一个在地面上可以探索和能自由活动、安全的环境。经常给宝宝温柔的身体接触，如拥抱，肌肤的接触，这样可以建立宝宝的安全感和幸福感。每天给宝宝读书。如果你会讲外语，可在家里同时使用。智力和运动能力的训练要在愉快的气氛中进行。跟宝宝玩捉迷藏或拍手游戏，刺激宝宝记忆能力的发展。带宝宝认识其他宝宝和家长。当宝宝跟不常照顾他的人接触而感到不愉快时，要允许宝宝逐渐适应。提供适合宝宝年龄发育、安全的玩具，玩具不需要很贵，家里的普通用品就可以。记住，多给予宝宝关注比多给玩具更重要。教宝宝通过摆手表示"再见"，点头表示"是"，摇头表示"不是"。

258　怎样锻炼腿部的力量

我们知道，宝宝站立时需要骨骼的支撑和肌肉力量的辅助，那么怎么才能使腿部的肌肉有力量呢？首先是营养，营养状态良好的宝宝的肌肉弹性就好；其次是需要一些锻炼，妈妈可以与宝宝玩蹲下、起来的游戏。宝宝立位时地上放一玩具，妈妈扶着宝宝的双手或腋下，让宝宝蹲下捡起玩具。可反复做10～20次，每天可做两次。还可以准备一把小椅子，让宝宝坐下、起立，多次练习，使宝宝下肢的肌肉得到很好的锻炼。腿部力量增强了，站立就会稳定。

259 9～10个月的宝宝可以站吗

按照大运动发展的顺序，宝宝会坐、会爬后就要开始站立了，他们开始是在坐位时拉着栏杆或扶着前面的小桌慢慢站起来，渐渐只要稍微有点儿支持就可以站起，比如扶着沙发，拉一下大人的手臂，而且可以站较长时间，甚至扶着东西试着迈步。有些家长会担心：宝宝是不是站得太早了？腿会不会弯啊？其实腿是否弯，与站得早晚没关系，是与营养有关的。如果宝宝体内的钙与维生素D不足，骨的硬度不够，站立时会导致下肢骨变形，呈"O"形或"X"形腿，这是维生素D缺乏性佝偻病的后遗症。如果宝宝不缺乏维生素D或钙，一般不会出现腿弯的情况。当然，也不能让宝宝维持一个姿势太长时间，要不断变换体位，采用不同的姿势和体位与宝宝玩耍。宝宝在发育过程中，一旦具备了某种能力就会不断尝试，人为地限制会使宝宝不愉快。家长需要做的就是保证宝宝补充足够的维生素D和钙剂，加强肌肉的力量，促进运动能力的发展。

260 拇指、食指精细捏取重要吗

手的控制能力直接反映大脑的成熟发育，特别是手部从全手掌抓到多个手指搂，再到拇指、食指的精细对捏，反映的是中枢神经的控制能力。反过来，这种精细的操作也给大脑提供了更多的刺激，促进了大脑功能的发育。所以，

拇指、食指精细捏取对宝宝很重要。我们要在生活中和玩耍中多让宝宝进行锻炼，可以提供一些小的物品让宝宝捏，但一定要注意安全，避免那些容易误服造成危险的物品。可以提供小块馒头、大米饭粒让宝宝练习，使宝宝手指的控制能力不断增强。

261 该月龄的宝宝用什么形式去探索学习

这个阶段宝宝的好奇心是很强的，看到什么东西都要动一动，有时是抓，有时是敲，有时会把手里的东西扔到地上，有时还会放在嘴里啃咬，这些都是宝宝在进行探索学习。此时，宝宝的思维方式就是操作性的直接行动思维，他们用手去体会物体的形状，用敲、拆等来了解物体之间的关系，用啃咬来体验物体的性质，用扔来观察物体的变化，这些活动对他们都是很有意义的。所以，家长要给宝宝提供机会，让宝宝做各种操作，有时可以先示范一些动作让宝宝模仿，千万不要因为怕脏而限制宝宝的活动，使宝宝失去探索的机会。妈妈只要注意物品没有危险，玩具、用具经常清洗即可，千万不要扼杀宝宝的好奇心和探索精神。

262 指认画片有助于语言学习吗

宝宝在能够说出某样东西的名称以前是先会指认它，也就是先理解了这个名称，以后才能说出。所以，在宝宝学习语言的过程中，除了经常教他指认可以看到的实物外，学会指认画片也是一个很好的方法。开始时一张一张给他看，告诉他这是什么，反复多次地看，让他记住。在他能够认识多张画片后，可一次摆上4～5张画片，妈妈说出其中一张画的名称让宝宝来指认。注意给宝宝提供的画片不能太小，一张画片中只能是一个东西，开始可以是彩色的，慢慢可以是黑白的。因为宝宝能直接接触的实物是有限的，而画片可以更丰富，指认画片的过程也是宝宝认知学习的过程，所以画片最好是逼真的。妈妈给予的语言也要准确，一定要说出正确名称让宝宝理解、认识。

263　该月龄的宝宝可以学会执行哪些"命令"

在宝宝能够听懂一些词后，语言就开始有了信号的意义，此时我们就可以用语言信号来引导宝宝的一些行动。比如，我们教他学会有人来了欢迎，即一说"欢迎"就做出鼓掌动作；一说某某人走了与他"再见"就摆手等。这种训练的执行功能在新情景下效果明显，但过分训练就会形成自动化递减，所以，家长应避免过分训练。家长还要让宝宝懂得拿、放、喝等词的意义，特别是要让宝宝懂得"不"的意义，对不应有的行为、不能动的东西，多次、明确地说出"不"。这既是学习语言命令，也是在进行行为约束。家长在说"不"时表情要严肃，态度要始终一致，让宝宝有明确的辨别。宝宝也许不理解为什么不可以，但一定会懂得这是大人不喜欢的，通过大人的表情、摆手动作来辨别出"不"。

264　宝宝最初与人交往的手段有哪些

宝宝出生后就开始用情绪反应与人交往，即简单的哭与笑，而且多以生理需求反应为主。随着与人的不断接触，对照料者表情的观察记忆，到这个阶段他们开始会察言观色了。如果你对他笑，他会以微笑回报；如果你是生气的样子，他会回避你的目光。也就是说，在非语言的信息交流中，表情占很大的比例。所以，家长要注意，宝宝向你表示微笑时你一定要用微笑回应，不要因为自己的心情不好而对宝宝冷脸。当宝宝遇到困难时，要用微笑、抚摸等表示支持和鼓励。在日常的与人交往中让宝宝学会欢迎客人，与人愉快握手、亲吻等礼节动作和表情。

265 该月龄的宝宝会看父母的脸色吗

　　脸色是什么？脸色或面部表情，是一种非语言信息。通过表情表达自己对一些事物的态度，往往起着与语言相同，或比语言更大的作用。科学研究表明，在信息的总效果中，音调产生的效果占38%，面部表情产生的效果占55%，可见这两种非语言信息在人际交往中多么重要。

　　心理学家的追踪研究表明，婴儿到半岁以后，对成年人用表情的赞赏或责备开始有朦胧的反应，10个月左右可以形成笑容等于认可、怒容等于责备的同义理解，表现为趋近或远离的条件反射。15个月的孩子可以明确地按成人的脸色行

事。所以，从孩子10个月开始，可以充分地利用这种非语言的方式来教育孩子。比如，在孩子遇到困难时，父母的微笑会给他带来很大的鼓励；在孩子缠着正在休息的妈妈上街买巧克力时，父亲带有"怒气"的面容，很快就使他放弃了这个念头。

　　至于对孩子的态度，一般来说

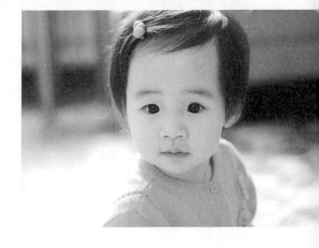

宽容些为好。因为孩子年龄小，知识面狭窄，处事缺乏经验，出现错误或不当的行为是难免的。宽容能使他平静，容易接受教育，并保持与家长的亲密关系。但是，对于极端任性、攻击性又强的孩子，在他们做出了对他人有伤害的行为或多次教育依然我行我素时，应该严厉对待，这样可以使他印象深刻，并知道必须改正。当然，宽容或严厉都是为了教育，而不是为了满足个人好恶。

266 9～10个月的宝宝是否要建立良好的行为规范

9～10个月的宝宝会爬得很好，有探索愿望，他什么都想摸摸，希望一探究竟，这时大人不能频繁地说这不可以、那不可以，这样会压制宝宝探索的好奇心。最好的方法是将一些危险品或者容易损坏的物品放到高处或者锁起来，腾出一些安全的活动场所，让他自由活动。也可专门准备一些抽屉让他去探索。如果宝宝触碰电线或毁坏家中的花卉，家长要告诉他不可以，要给他制订一些规矩，全家都要一致遵循，如不能去厨房、不能去厕所，使宝宝学会不去做一些特别想做的事，现在宝宝学习得越好将来大人就越省心。这个年龄的宝宝记忆力很短暂，你需要一次次地重复才能使他记住。

267 9～10个月的宝宝老是咬玩具怎么办

本月龄的宝宝已经有理解能力，你要告诉他哪些食物可以吃，要告诉他玩具不能吃，他会逐渐学会的。我见过一位妈妈告诉我，她的宝宝在这个月龄能自己吃手指饼干，但不将玩具放进口内。

268　如何预防铅中毒

铅的神经毒性作用不存在任何阈值，即使低水平的铅暴露，对儿童也具有较强的神经发育毒性。铅暴露不仅损害儿童语言、认知、运动及行为发育，而且这种损害具有不可逆性，严重影响儿童日后的学习能力和工作成就。所以，预防是最重要的。在日常生活中应采取的预防铅中毒的措施有：

经常洗手

一次洗手可以消除90%～95%附着在手上的铅，避免进入消化道。特别要养成饭前洗手的习惯。

清洗用具

凡是宝宝可以放进口中的玩具、文具等均要定期擦洗干净。

家庭大扫除

定期做大扫除，用水和湿布清洗室内，去除铅尘。食物和餐具加罩，遮挡铅尘。平日常开窗通风，使空气流通。

个人卫生

特别是职业接触铅或长期在街边工作的家长下班前应洗手、洗澡，进屋前更衣。宝宝不要去街边玩耍，也不要长期停留，避免吸入汽车尾气、铅尘。

营养选择和行为

少吃含铅食品（松花蛋、爆米花），多吃含钙食品（奶制品、豆制品）、含铁食品（蛋、肉、血、肝）和含锌食品（肉、海产品）。定时进餐，空腹时铅的肠道吸收率倍增。

269 宝宝有哪些表现，应找儿科医生检查

下面指出的发育表现只是说明宝宝生长发育较慢，家长不要过于着急，但要尽量想办法促进宝宝在这些方面的发育，同时需要及时向有经验的医生咨询。

（1）不会爬，爬行时拖着一侧身体（超过1个月），不能扶着站立。

（2）不会拇指、食指对抓捏小物品。

（3）不会寻找当着他的面藏起来的东西。

（4）没有说过任何简单的词，不能无意发"爸爸""妈妈"音。不会用身体语言，如摇头、点头。不会摆手表示再见或拍手表示欢迎。

270 如何保证宝宝的安全

此阶段宝宝的安全注意事项同月龄7～8个月的宝宝。

271 9～10月龄的宝宝应该接种哪些疫苗

宝宝须在9月龄时接种A群流脑疫苗第二针。流脑疫苗属于1类免费疫苗，预防A群脑膜炎球菌引起的流行性脑脊髓膜炎。

08

11 ~ 12 个月

272　该月龄宝宝的体格发育情况应是怎样的

体重增长随月龄增加而减慢。月龄11～12个月的宝宝，体重每月增加220克～370克，身长每月增加1厘米～1.5厘米。表17、表18是我国最新的标准。表内平均值为中等水平，括号内为最低值和最高值。

表17　月龄11个月宝宝的体格发育标准

性别	身高（厘米）	体重（千克）	头围（厘米）
男	75.3（70.4～80.4）	9.83（7.98～12.10）	46.1（43.7～48.6）
女	73.7（68.9～78.8）	9.18（7.52～11.30）	44.9（42.6～47.4）

表18　月龄12个月宝宝的体格发育标准

性别	身高（厘米）	体重（千克）	头围（厘米）
男	76.5（71.5～81.8）	10.05（8.16～12.37）	46.4（43.9～48.9）
女	75.0（70.0～80.2）	9.40（7.70～11.57）	45.1（42.8～47.7）

273　11～12个月的宝宝适宜吃哪些食物

本月龄的宝宝每天喝奶量为600毫升～800毫升，软饭或面食每天50克～75克，每天吃碎菜50克～100克，水果50克，添加动物肝脏、动物血、鱼虾、鸡鸭肉、红肉（猪肉、牛肉、羊肉等）每天25克～50克，以及鸡蛋1个。

宝宝要开始练习自己用手吃饭。家长要给他准备条状的食物，可切成小块、薄片等，要有适宜的硬度。准备的食物要方便宝宝自己用手抓着吃，增加进食兴趣，有利于手眼动作协调和培养独立进食的能力。宝宝学习自己用勺进食，用杯子喝奶，每日和成人同时进餐一两次。

如果宝宝口渴，可以用杯子喝少量白开水。尽量不给宝宝喝果汁，果汁甜度较高，容易使宝宝养成偏好甜食的习惯，另外，果汁中纤维素含量较少，不利于促进肠道蠕动。因此，尽量给宝宝吃水果，而不要喝果汁。不提倡用汤泡饭给宝宝吃。汤所含的营养素较低，且容易占据胃容量，减少宝宝的摄食量。不要给宝宝吃果冻、葡萄、花生等食品，以免发生食物窒息。

274 喂食时如何使宝宝有个好心情

大人给宝宝喂食的时间是对宝宝进行早期发展促进，以及与宝宝交谈的好时机。喂食时要和宝宝面对面，随时观察宝宝进食的表现，要和宝宝说话，用微笑、眼神接触和鼓励的言语应答宝宝，与宝宝交谈时要有目光交流。

大人要在宝宝情绪良好时喂食，食物的口味要多样化。当宝宝停止进食时，应等待，然后再次喂。每次给宝宝喂饭的时间不要超过30分钟，要鼓励宝宝吃，但不要强迫宝宝吃。当宝宝吃得好时，要及时表扬，不要用食物奖励或惩罚宝宝。

275 该月龄的宝宝每天睡多长时间

本月龄的宝宝每天睡12～13小时，夜间睡眠9～10小时，白天可以睡2次小觉。宝宝夜间部分觉醒时，不要干预，每个孩子睡眠周期结束都会有部分觉醒，有活动。11～12个月的宝宝爬得好，会扶着家具站立，有的宝宝夜间睡梦中会在床上爬，甚至站起来，如果你干预太多，将使他完全醒来，要用最小的安慰量使他再入睡。宝宝入睡前要吃饱，但是尽量少喝水，夜间醒来不要喝水，以免因排尿扰乱睡眠。宝宝睡前1～2小时避免玩得太兴奋，睡前洗温水澡、做婴儿按摩操有利于睡眠。宝宝白天小睡应该适当，避免白天长时间睡眠而影响晚上的睡眠质量。

276 如何知道宝宝发育是否正常

11～12个月的宝宝能扶着家具、栏杆站起来，许多宝宝还能独站，会扶着栏杆迈步，成人抓住他一只手时可走路。手能翻书或摆弄玩具和食物，并能用手握笔涂涂点点，能用手将盖子盖上或打开；会用手势表示需要，能听懂较多的话，有时口内说些莫名其妙的话；有些宝宝会有意识地叫"爸爸、妈妈"等；会指认室内很多东西，会指认自己的五官，会按照成人的指令拿东西，会模仿大人做家务，会随音乐做动作；能熟练地用摆手表示再见，用拍手表示欢迎，有时不同意会说"不"；穿衣或脱衣会主动配合。如果你的宝宝有些方面还未达到以上水平，不用着急，但要重视早期干预。

277 如何进行早期教育

（1）家长在宝宝穿衣、洗澡、吃饭、玩耍、走路和乘车的时候都要跟他说话，不要用儿语，要用正常成人的语言说话。句子不要太长。

（2）关注宝宝的情绪，当他开心或不开心的时候都要回应他。

（3）鼓励宝宝玩积木或柔软的玩具，这样可以培养他的手眼协调能力、精细动作能力以及成就感。

（4）为宝宝创造一个在地面上可以探索、自由活动、安全的环境。

（5）经常给孩子温柔的身体接触，如拥抱、肌肤的接触、身体和身体的接触，这样可以建立孩子的安全感和幸福感。

（6）每天给宝宝读书。如果你会讲外语，可在家里同时使用。

（7）智力和运动能力的训练要在愉快的氛围中进行。

（8）跟宝宝玩捉迷藏或拍手游戏，刺激宝宝记忆能力的发展。

（9）带宝宝认识其他宝宝和家长。当宝宝跟不熟悉的人接触后感到不愉快时，要给宝宝逐渐适应的时间。

（10）提供适合年龄发育、安全的玩具，玩具不需要很贵，家里的普通用品就可以。记住，多给予宝宝关注比多给玩具更重要。

（11）教宝宝通过摆手表示"再见"，点头表示"是"，摇头表示"不是"。

278 宝宝应如何练习独站

宝宝独自站立的练习是从扶站开始的，从开始扶着腋下站到扶双手站，慢慢地减轻辅助宝宝的力量，让宝宝自己掌握平衡，控制自己的身体。有些宝宝总拉着家长的手不敢松开，可以先从靠着站练习，让宝宝重心向后。在扶宝宝手的时候，不要总是向前方拉，而是保持中立位置，在宝宝基本直立时松手片刻，让宝宝学会自己控制身体。

279 宝宝学习独立行走的过程是什么

独立行走是宝宝大运动发育的重要里程碑，家长们都很重视，但是宝宝什么时候能独立行走有很大的个体差异。宝宝从10个月到1岁半会独立行走都是正常的，但多数宝宝会在1岁多时能够独立行走。下面介绍宝宝学习独立走的过程：首先学习交替踏步是行走前的必要准备，比如跳舞、原地踏步。可以扶宝宝的躯干或胳膊，让他踩地上放的纸团、快落地的肥皂泡泡等进行练习。站立是步行前所必须具备的第二个条件，可以让宝宝站在沙发或矮桌边，宝宝会沿着沙发或桌子向侧方迈步，家长这时可以递给他一个玩具，使他不得不松开扶着的手。也可以让宝宝背靠沙发站立，递给他不同的玩具，要求他每次尽可能地向前伸手取

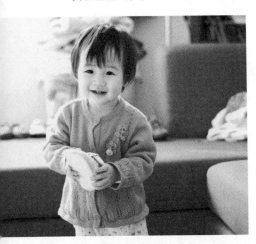

物。行走练习的难易程度要根据宝宝的实际情况来决定，如在早期，地面要平坦，环境要整洁，因为初学时宝宝会经常跌倒；开始尽可能领着宝宝双手练习行走，当宝宝技能提高后，减少给予的帮助；家长可给宝宝一个椅子或小车推着走路；还可以用一块长毛巾系在宝宝身上，家长在后面抓住毛巾，跟着宝宝向前走，一旦不稳时可随时扶住；还可在垫子上或公园的草地上，家长对面站，鼓励宝宝行走分别去

找爸爸或妈妈；当宝宝开始独立迈出几步时，可以设置一些小通道让他沿着走；或用带子和绳子放在地上做成小通道让他沿着走；不要直接递给宝宝玩具，而是让宝宝步行走到房间另一边去拿玩具；家长可以让宝宝做个小助手，帮助收拾玩具并放入柜子内等。

280　宝宝可以有哪些动手活动

　　动手活动是宝宝重要的学习过程，我们要给宝宝准备能够操作的玩具，比如小套筒、有按键的小乐器、不同的容器等，可以教宝宝打开、放入、敲响等，还可以教宝宝学着握住笔在纸上画画。有时宝宝可能对你提供的玩具不感兴趣，而对家中的一些用具感兴趣，只要没有什么危险就可以让宝宝玩，如盛放东西的小盒，可让宝宝打开、盖上，或从中拿出东西。生活中的一些事情，也要让宝宝学着去做，比如自己端杯子喝水、用勺舀东西等。在穿脱衣服时也可叫宝宝动手配合，这不仅是手的动作锻炼，也是培养宝宝自我服务的技能和独立生活的能力。

281　记忆力和注意力需要从小培养吗

　　记忆力和注意力是重要的学习能力，需要从小培养，只是它们在婴儿期有其发育的特点，我们要根据其特点来培养。宝宝在8个月后逐渐有了客体永存的概念，就是这个东西是否在眼前它都是存在的，而以前宝宝认为他看到的是存在的，拿走就没有了。有了客体永存概念后我们就可用玩藏找的游戏来锻炼宝宝的记忆力。在此阶段，藏的东西要先让宝宝看到，要找的时候不能间隔时间过长，可从数秒钟到几分钟。如果是经常用的东西，也可训练宝宝寻找，比如出门让宝宝找帽子，让宝宝找自己的玩具等。

　　注意力的培养是从看书时培养的，此时需要通过一起指认等共同注意来培养。另外，注意力也可以在宝宝玩玩具中培养，家长不要一次给宝宝多种玩具，而是要先集中玩一两种玩具，玩一会儿再换；在宝宝专心玩时，不要总打搅他，让他保持一段时间的专注力。这个阶段宝宝的注意力坚持不过几分钟到十几分钟，不要要求宝宝注意更长的时间。在注意力方面，宝宝会因气质类型的不同有个体差异，家长要根据自己宝宝的特点，合理地进行培养。

282　宝宝该开口说话了吗

大多数宝宝在1岁左右该开口说话了，他们最先会有意识地叫"爸爸、妈妈"，或称呼自己的亲人，但更多的还是模仿发音。家长要有意识地叫宝宝模仿，要对着宝宝清晰地发音，让他看到口型模仿。在他有了正确发音后，一定要表扬奖赏（不只是物质的，还有笑脸、亲吻、拥抱等），要激发宝宝的学习兴趣。即使宝宝有时发音不好也要多鼓励，不要责备，不要给宝宝造成心理障碍。有些宝宝还会表现出说一些含混不清的话，其实他们是在试图模仿大人的说话语调，家长要学会理解宝宝的语言，给予应答，鼓励宝宝积极开口说话。这个阶段即使宝宝不会说出单字也不要着急，只要有发音模仿，能够理解语言就没有问题。

283　宝宝如何认识自己

宝宝出生后无自我意识，随着认知能力的提高、运动能力的发展及对语言的理解和与亲人的交往，逐渐开始有自我意识。宝宝从照镜子开始逐渐观察自己，到这个阶段已经开始学会认识自己的五官，通过一些动作开始把自己和外界的其他物体分开。家长要经常称呼宝宝的名字，告诉他哪些东西是他的；要教他学会自我服务，如自己摘帽子、自己吃东西；还要教他学会交换东西，和其他小朋友一起玩，让他体会自己与他人的关系。

284　宝宝脾气很大，需要怎么管教

这个阶段的宝宝有了主意，但他自己的能力有限，又不会表达，很多需求无法得到满足，所以爱发脾气。家长如果不理解他，他就容易哭闹，或者他非要坚持拿危险物品，因此家长要给宝宝立一些规矩，要使家中所有看护人都理解哪些事可以做、哪些事不可以做。如果宝宝故意要去试探底线，转移注意力不能解决问题，那家长也千万不能打宝宝，否则只能让宝宝学会生气的时候作出暴力反应，不会让他学会正确的行为方式。比如，他无理哭闹，在地上打滚，如果没危险，你可以置之不理。如果他做出危险举动，你就可以采取"平静中断法"。家长要从宝宝的背面抱住宝宝，让他坐在椅子上，或者把他放在一个不容易让他分神的无聊的地方，使他有足够的时间冷静下来。家长要在宝宝犯错误一分钟内作出反应，如果延迟了对他的教训，他不能明白你究竟因为什么而生气，那么你这样做就没意义了。在采取平静中断法时，他可能哭泣得更厉害，你要坚持等1~2分钟再去安慰他，否则他就不会意识到自己做错了事。

285　宝宝有哪些表现，应找儿科医生检查

下面指出的发育表现只是说明宝宝生长发育较慢，家长不要过分着急，但要尽量想办法促进宝宝在这些方面的发育，同时需要及时向有经验的医生咨询。

（1）不会爬，爬行时拖着一侧身体（超过1个月）；不能扶着站立，不会扶

着迈步。

（2）不会寻找当着他的面藏起来的东西。

（3）不会有意或无意说任何简单的词，如爸爸、妈妈等，不会用身体语言，如摇头、点头等。

（4）不会用手指出对应的物体和图片。

286 如何保证宝宝的安全

此阶段宝宝的安全注意事项同月龄7~8个月的宝宝。

287 11~12月龄的宝宝应该接种哪些疫苗

表19 11~12月龄的宝宝接种疫苗及预防的传染病

月龄	1类疫苗（免费）	2类疫苗（自费）	备注1	备注2
12月龄以上		13价肺炎球菌结合疫苗	第四剂	因肺炎链球菌感染引起的一系列疾病

09

1～2岁

288 1～2岁宝宝的体格发育情况应是怎样的

体重增长随月龄增加而减慢。纠正年龄1～2岁的宝宝，体重每年增加2.0千克～2.5千克，身长增加10厘米～12厘米，头围增加约2厘米。

表20、表21是我国最新的标准。表内平均值为中等水平，括号内为最低值和最高值。

表20 1岁半宝宝的体格发育标准

性别	身长（厘米）	体重（千克）	头围（厘米）
男	82.7（76.9～88.7）	11.29（9.19～13.90）	47.6（45.1～50.1）
女	81.5（76.0～87.4）	10.65（8.73～13.11）	46.4（44.1～48.9）

表21 2岁宝宝的体格发育标准

性别	身高（厘米）	体重（千克）	头围（厘米）
男	88.5（82.1～95.3）	12.54（10.22～15.46）	48.4（46.0～50.9）
女	87.2（80.9～93.9）	11.92（9.76～14.71）	47.3（45.0～49.8）

289 1～2岁宝宝应吃多少奶和食物

如果可能，提倡继续母乳喂养到2岁。不能继续母乳喂养的宝宝，每天应该保证喝500毫升配方奶。食欲不佳且体格生长不良的宝宝，可适当增加配方奶的摄入量。每天吃肉的量为50克左右。

宝宝应每天吃1个鸡蛋，动物性食物30克～50克，每周吃1～2次动物肝脏或动物血，吃1～2次鱼虾或鸡鸭，吃3～4次红肉（猪肉、牛肉、羊肉等），谷物约100克，蔬菜和水果约150克，植物油约20克。宝宝可以吃家常饭菜，但食物应稍软，并尽量清淡少盐。最好不要给宝宝喝果汁，尽量吃水果。

290 为什么要培养宝宝自己进食

这时的宝宝很喜欢自己用勺舀饭吃，有的家长怕宝宝自己吃饭弄得到处都是，还很费时，为了省事天天给宝宝喂饭，结果宝宝上幼儿园吃饭时张着嘴巴等着老师喂饭。这将挫伤宝宝的自尊心和自信心，也影响宝宝的手眼协调能力和精细动作发育。因此，1～2岁的宝宝应该开始练习自己用餐具进食。让宝宝练习用勺吃饭，用双手操作尝试自己吃，这是一种探索行为，是在学习自理能力，家长应给予充分的支持和鼓励，包括家长赞许的语言"好""能干""真棒"等，绝不能嫌脏、怕乱加以阻止或训斥。由于宝宝这时进餐的能力差，成人可以先让宝宝自己吃，等宝宝吃得差不多时家长再给宝宝喂饭，使宝宝在20～30分钟进餐完毕。

291 如何让宝宝养成良好的进食习惯

宝宝进食时不要玩耍、看电视，家长也不要追逐喂养。如果宝宝玩食物就应告知食物不是玩具，再不听就把饭菜收走，半小时到一小时后再原封不动地端给宝宝，以后进餐时宝宝可能就会比较严肃认真和有礼貌了。如果宝宝拒绝吃某种

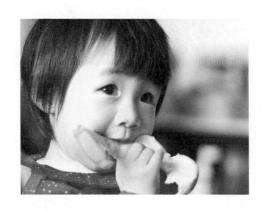

食物，要反复耐心地让宝宝尝试。家长不爱吃的食物，也要做给宝宝吃，并要用言语渲染，以增加宝宝对食物的喜好。

注意膳食品种多样化，提倡自然食品、均衡膳食。家长可参照膳食平衡宝塔图，安排宝宝的日常饮食。

292 宝宝一直吃得不多，怎么办

很多家长希望宝宝多吃些，如果吃少了，就想方设法要补上。其实，宝宝自身对饱和饿有一定的调节能力，如吃饱了常常会用手推开食物，不让喂或到别处玩等。父母看到这种情况就应停喂。如果不顾宝宝表现，一味给宝宝喂食，能够适应这种方式的宝宝，其饮食中枢阈值提高，往往体验不到饱的感觉，结果越吃越多，摄入的能量过剩，易造成肥胖。对于胃肠道不能适应的宝宝会引发厌食、挑食的行为。其实，宝宝吃饭可以几天好、几天差，这是宝宝机体自我调节的结果，父母应顺其自然，不必干预。如果宝宝精神好，身高和体重增长正常，没有贫血，说明宝宝现在营养的摄入量已经够了。

293 什么时候训练宝宝排便最好

当宝宝的大脑神经系统基本发育成熟，对充盈的膀胱、直肠开始有感觉了，

能够主动控制大小便了，这时是训练排便的最佳时期。研究表明，在18个月以前学习上厕所的宝宝通常要到4岁之后才能完全掌握相关技能，那些2岁左右才开始训练的宝宝只需要1年时间就可以独立上厕所。训练完成的平均年龄为2岁半。所以，要想成功完成如厕训练，宝宝需要能够分辨出想上厕所的感觉，并理解这种感觉所表示的含义，然后用语言向家长表达上厕所的意愿，直到最终完成上厕所的过程。在宝宝真正准备好之后，再进行训练，不仅可以缩短时间，而且可以使教和学成为快乐的事情。

294 如何训练宝宝排便

带着宝宝一同挑选他喜欢的便盆，使宝宝对便盆产生兴趣，他才可能会有坐在便盆上大小便的欲望。在宝宝1.5~2岁时，父母应注意观察宝宝的排尿次数和间隔时间，以掌握规律并提醒宝宝坐便盆。在习惯未养成时，宝宝有时尿湿了裤子，父母不能因此而责备宝宝。当宝宝主动说要撒尿并坐便盆排便时，父母要及时给予"真是好孩子，学会自己大小便了"等鼓励性话语。即使宝宝养成了习惯，学会坐便盆排尿，但有时也会因玩耍忘了坐便盆排尿，或有时尿湿裤子，此时父母应原谅宝宝，并说："不要紧，下次记住有尿时自己去便盆小便，就不会尿裤子了。"这样不会给宝宝增加任何压力。宝宝坐便盆的方法为：便盆放在卫生间（安静，人少，不容易分心），开始时，妈妈要陪伴，发出"嗯嗯"声帮助宝宝排便；每天定时坐便盆，如没有大便，坐便盆5~10分钟即可起来，宝宝大便了，应好好鼓励表扬。宝宝经过几次训练，就会学会坐便盆。此外，宝宝有时学会的东西，暂时退步也是正常现象，以后还会学会的。

295 这个年龄的宝宝每天睡多长时间

这个年龄的宝宝每天应睡12~13小时，夜间睡9~10小时，白天睡1~2个小觉。要让宝宝学会睡自己的小床。入睡前应该让宝宝吃饱，睡前或夜间不宜过多饮水，以免因排尿扰乱睡眠。宝宝睡前1~2小时不要玩得太兴奋，睡前洗个热水澡、做婴儿按摩操等有利于睡眠。宝宝白天睡眠时间过长影响晚上的睡眠。

296 如何知道宝宝发育是否正常

这个阶段的宝宝应该有以下表现：

（1）能独立走稳，能蹲下捡东西，开始学跑，可扶着栏杆上楼梯，开始学跳。

（2）能用积木搭塔，会套小套筒，会用小棒插入小孔，会握笔在纸上乱涂，可将小物品放在小瓶内，并从小瓶取出，能模仿画线条，会折纸，会逐页翻书，可模仿画竖条和圆，可搭起7~8块积木。

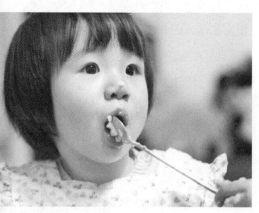

（3）能听懂日常用语，说出几个有意义的词，会有意识地叫"爸爸、妈妈"，可用几个单词表达自己的意愿，能回答简单的提问，会和人对答话，能背一些儿歌，能认识常见食物和图片，知道自己的名字，认识五官。

（4）开始对小伙伴感兴趣，会把玩具给人或与人争夺玩具。产生独立心理，什么事情都想自己做。对陌生人开始出现害羞表情，喜欢显示自己成功和自豪，做错事会感到内疚和不安。在镜子中真正认识自己的存在。开始产生对黑暗的恐惧感。喜欢被赞扬。能按照成人指示来调节自己的行为。有初步的是非观念，如懂得打人不好、脏东西不能动。

（5）开始用勺吃东西。会坐便盆，或裤子湿了会表示。会脱去简单的衣物，逐渐发展自理能力。会表达排大小便的想法，白天不尿裤子，晚上不尿床。喜欢模仿成人做简单家务，自己可穿简单衣物。

297 如何进行早期教育

（1）给宝宝安排固定的时间用餐、小睡、晚间休息，并要坚持一致。

（2）鼓励宝宝玩积木搭建或绘画等游戏，可以提高其创造力，培养宝宝手眼协调、精细动作能力和成就感。

（3）在日常生活中，看到什么说什么，做什么说什么。在宝宝日常生活中多和宝宝聊天，尽量拓展宝宝的词汇量，帮助他们学习用语言描述自己的心情，比如高兴、害怕等。

（4）每天多给宝宝读书、说儿歌。如果你会说外语，可以在家中使用，使孩子有机会受到外语的熏陶。

（5）给宝宝播放有趣、旋律优美的音乐。

（6）留意孩子的情绪，当宝宝高兴或烦恼时，都要关注。既要支持鼓励宝宝，又要有适当的规矩，不能打骂宝宝。

（7）要用充满爱意和慈祥的眼神注视宝宝，和宝宝经常肌肤接触或搂抱等，给宝宝建立幸福感和安全感。

（8）每天让宝宝在合适的时候作出一些选择和决定，比如挑选衣服或玩具等。

（9）2岁以前不能看电视。为宝宝安排一些社交活动，比如去亲子乐园，到游乐场和其他宝宝玩耍和交流。

（10）要认真倾听并且回答宝宝的问题，同时询问宝宝一些问题，鼓励宝宝回答。确保看护者理解宝宝并疼爱宝宝。选择一个高质量的亲子乐园，多和其他宝宝的家长交流。

298 如何为宝宝选择玩具

1~2岁的宝宝会走后活动范围加大了，认识的事物增多了，模仿能力和手的操作能力也更强了，所以可玩的玩具更多了。宝宝在这个年龄段玩拉车、球类玩具是必备的，主要是帮助练习行走、跑和捡拾物品，还可选择一些小积木、小筐、小铲、小桶、娃娃、小汽车、小动物、瓜果蔬菜等，以及各种可镶嵌、可拼插的玩具。这个年龄的宝宝在玩玩具时已经不局限于单一拿取了，而是需要懂得事物之间的联系，比如积木可以叠起、小棍可以插入孔中、给小动物配上相应的食物等。

这个年龄的宝宝可玩套筒、套圈、套娃等玩具，可灵活地打开套上，并逐渐

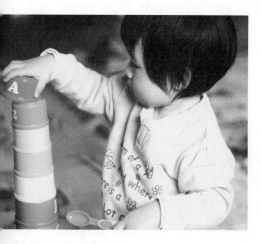

理解大小等关系；可开始玩简单形状的镶嵌、放入的玩具，宝宝刚开始可能还不会分辨不同图形，但通过尝试会逐渐学会分辨。可以给宝宝准备一些蜡笔和纸，让宝宝学习涂鸦，只要能握笔画出道道即可。其他生活中的物品也可作为玩具，比如小纸盒、小瓶子等，宝宝可能更喜欢打开或拆开、放入小东西等。总之，能够让宝宝操作和探索的物品，只要没有危险，都可以作为玩具。

299　宝宝走路怎样才是走稳

　　如果宝宝在1周岁还不会走路，那么1岁半以前应该学会，2岁时主要就是掌握完美的走路技能。宝宝初学走路时，迈步小，两腿之间距离很宽，脚趾向外，东倒西歪。为了保持平衡，手臂抬高，走时还顾不上手拿东西。爸爸妈妈不用担心他的姿势有什么异常，如果你放手让他练习，让他有目标地去取物品、送东西等，1～2个月后便会顺利地走了。接着他会从站立位，蹲下捡玩具，然后站起来拿着玩具再走，很少摔跤，而且还能推拉玩具车横着走、侧着走或倒着走，还能边走边扔球，可以抬脚踢球。宝宝开始学跑时，会以碎步方式僵直地向前跑，逐渐发展为跑稳，待姿势协调了，还能绕开障碍物跑。注意鞋子尽量穿得合脚，开始时鞋底不要太硬，便于宝宝控制。此期间一定要注意宝宝的营养、注意安全。

300　宝宝如何练习上下楼梯

　　宝宝在平面上能够控制身体达到一定水平时，他开始不满足这种活动，准备向立体的空间发展，上下楼梯是他们最喜欢的活动。开始，家长要拉着宝宝迈上和迈下楼梯，让他体会高、低的不同。待宝宝有了一定力量时，让他自己抓着扶手练习上下，从两手扶到一手扶，最后到不用扶，完全自己上下楼。这项技能可能要2岁以后才能掌握。注意开始练习时，每级楼梯高度不能太高，阶梯数不要太多，3～5阶即可。下楼梯不好掌握，一般是先从上开始，有的宝宝下楼时可能先坐下去体会，没有关系，要让他逐步体会和实践，一定要注意安全。

301 宝宝可以学用笔了吗

　　用笔写字是一项很好的手功能锻炼方式，从握笔的姿势到笔画的控制需要手腕及多个手指、多个关节、肌肉的活动，对中枢神经的发育有很好的促进作用。宝宝1岁以后就可以学习用笔了。开始给他的笔最好是两头都可画的笔，家长要

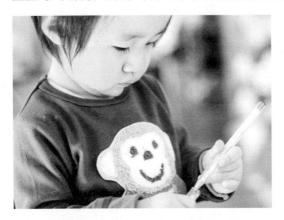

先示范，让宝宝明白这样做纸上会留下痕迹。最初宝宝可能只是在纸上点点，只要宝宝能画出就马上表扬鼓励他，慢慢让他学会画出笔道。宝宝会画以后可能会不停乱画，家长可以再做示范，教他学会控制手的动作，有停顿的一笔一笔地

画，逐渐学会有方向性地画。在宝宝学画的过程中也要注意教会他应在什么地方画，不能在什么地方画，不能养成到处乱画的习惯。

302 搭积市游戏有哪些好处

　　搭积木是宝宝玩得最多的游戏。积木游戏的用具简单，只是几个小木块即可，如果没有条件买，自己也可制作。积木玩法是多样的，对手的动作锻炼及认知能力的提高都有帮助。宝宝1岁前对积木只是抓，1岁以后可以开始学习搭了，将一块积木放在另一块积木的上面，宝宝既锻炼了准确放物品的手眼协调能力，

又对两块积木可以连在一起、可以增加高度等现象有所认知。慢慢地，宝宝可以一块一块放得更多，到2岁时可以搭6～7层高，家长可以在和宝宝玩时告诉他，要搭一个高楼，教会宝宝建立构建的意识，并逐渐掌握要想搭高，要搭好下面即打好基础的道理，这为孩子提供了多种能力学习的机会。

303 这个年龄段的宝宝的思维是怎样的

1～2岁宝宝已开始有了思维的能力，但他的思维仍然是具体行动思维，即操作性思维，他仍需要通过亲身体验来对事物进行了解、认识，并从中摸索出规律。所以，宝宝的活动一定要丰富，要给宝宝更多机会体验，包括玩玩具、收玩具、拆装某些玩具；让宝宝练习自己吃饭、穿衣、取东西、模仿大人做家务，和小朋友一起玩或交换玩具等。简单一些的操作只要家长示范后，宝宝很容易就模仿了，稍复杂一些的宝宝需要多次体验，逐步掌握。有些知识宝宝需要经过几次错误的尝试才能摸索出其中的道理，比如不同形状的镶嵌玩具，你告诉他"方的""圆的"他还不会分辨，但他可以试着去放，这个放不进，再放那个，多次尝试后，就能做到方的放进方洞里、圆的放进圆洞里，家长不要因为着急直接告诉宝宝放的位置，而应给予机会，让他通过尝试来掌握知识。只要多给宝宝操作体验的机会，你会发现你的宝宝非常聪明。

304 语言的进步过程是怎样的？如何促进

宝宝开口说话后，最开始是模仿，即我们说的学舌，你说一个字，他会学着说一个字，当他真正理解和应用时，即能主动说出这个字。宝宝最先说得多是名词，即人的称呼、物品的名称，然后会有一些动词，如要、拿、喝等。经过一段单字阶段后，宝宝逐渐开始说出一些双字词，即名词和动词的结合，如宝宝要、上街、开门、吃饭等。促进宝宝语言发展的方法为：指着物品或图画说出正确名称，让宝宝模仿，模仿正确给予表扬和鼓励，加深记忆，下次拿出物品和图画让宝宝自己说出。做什么事时都可以说，即一边做一边说关键词，清晰地强调，如拿××，并对着宝宝让他看到口型学习。还可以和宝宝学习接背儿歌的游戏，比如"小白兔，白又……"，启发宝宝说出"白"。总之，是在活动中不厌其烦地说，启发宝宝自己说，不要宝宝一有肢体语言就满足他，而是让他说出来，逐渐增加宝宝的词汇量。

305　宝宝什么时候会说双字词

宝宝会说单字后有些家长就会着急他什么时候说出双字词或多字词，有些宝宝快2岁了仍说单字词，家长就会着急，甚至觉得宝宝的语言发育有问题。

在语言发育方面个体差异是很明显的，总体说女孩语言发育比男孩早（个别不是这样），有些女孩1岁零2~3个月就会说双字词，可有些宝宝可能1岁8个月了也不会说双字词。不要着急，只要宝宝能开口说话一般问题都不大，那些说单字时间长的宝宝，一旦会说双字词，很快就进入多字词及句子阶段，语言发育不一定落后。

只是在宝宝说单字词阶段，家长需要注意根据情景理解宝宝的词义，比如说喝，是他自己要喝，还是给你喝，或者已喝完，这时就可补充相应的词，教宝宝学会表达。

注意在宝宝说不好时千万不要有伤害性的表示，否则宝宝会不爱开口，影响语言的进步。

306　如何对待宝宝的任性

这是很多家长都遇到的问题。因为宝宝到了这个年龄有了一定的独立性，开始有自己的要求，但认知水平又不高，所以不知如何对待他们的任性。首先，这是一个性格培养的问题，每个孩子先天秉性有一些差异，有的主动一些，有的被动一些，有的执拗，有的比较灵活，但最终他们都要学会适应社会，所以从小就要注意这种适应的培养。宝宝的性格培养就是从小形成的行为习惯，所以很多宝宝任性，与家长的教养方式有关。我们认为，在宝宝小的时候不能什么都随着他的意愿，在很小的时候就要对其有一定的约束，不能做的事就是不能做。但是，要注意方式，讲道理是没有用的，因其不懂，打骂更不行，既对宝宝情感有伤害，又可产生负强化的作用。所以，一般都是冷处理，先是转移注意力，用其他有兴趣的东西哄其关注，或者暂时不理睬他，可让他独自哭闹一会儿再让他做别的事情，这对多数宝宝都是有效的。如果父母不坚持，或家庭其他成员的态度不一致，宝宝很容易形成任性的习惯。此习惯一旦形成，纠正起来就更困难了。至于讲道理，在当时是没有用处的，可在以后的活动中用游戏的方法，拟人、比喻的方法，或行动体验等方法，教会宝宝哪些可以做、哪些不可以做。

307　如何培养宝宝的独立自主能力

宝宝在成长过程中，他逐渐从一个生物的人变为一个社会的人，宝宝的社会性发展也很重要。宝宝的一些社会能力是要从小培养的，比如独立自主能力。宝

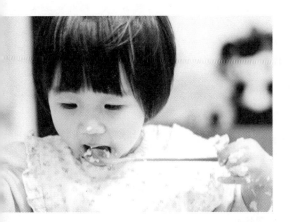

宝1岁左右能独立行走，手能够进行一些操作，也开始有了自己的一些要求，这正是宝宝独立能力的萌芽期，家长应该主动让他做一些力所能及的事，比如拿勺吃饭，自己脱、穿衣服，帮助奶奶拿拖鞋，学着擦桌子等。家长如果因为怕宝宝做不好而不允许他做，那就会扼杀这种独立能力的萌芽，宝宝就会什么都等着别人去做，将来不能适应社会的需要。另外，家长对宝宝提出的合理要求应尽量满足，甚至对有些事情可以试着让宝宝作出选择。家长如果总是不满足宝宝的要求，这也不行，那也不让做，对宝宝的自主能力也是挫伤。宝宝这些基本的能力和品质都是在日常生活中逐渐培养的，如果从小不注意，大了再培养，不利于将来适应社会。

308 宝宝做了一些不该做的事时，如何管教

　　1~2岁的宝宝做了一些不该做的事，如捡脏东西吃、打人、咬人、揪别人的头发、在公共场合大声尖叫、扔食物、乱写乱画等，家长要坚决加以制止，家中看护宝宝的大人态度要保持一致。宝宝不可能一下改掉这些毛病，需要坚持并重复才能纠正。

　　管教的意思除了管以外，更重要的是教育和指导。教中更重要的一部分是爱的教育，爱是家长和孩子关系的核心，在塑造孩子的行为方面起着重要的作用。家长对孩子的关爱和尊重将会教育他在爱自己的同时也爱别人。家长诚实、奉献、信任他人的品质将会为孩子树立良好的榜样，让他也变得诚实、勤奋、值得

信赖。此外，在教育孩子辨别对错的过程中，家长所表现出来的自我控制也会对他起到示范作用，帮助他在日后培养起自控能力。总之，如果家长希望孩子表现好，首先自己需要好好表现，这样才能为孩子做表率。家长应对孩子多一些表扬和疼爱，少一些惩罚和批评。当孩子做了什么事情，让你感到很高兴时，一定要表扬孩子，给他一个拥抱或者亲吻，让他知道他的行为很不错。家长一定要善于发现孩子的优良行为，特别在孩子出生后第2年，取悦大人对孩子来说很重要，因此对孩子给予表扬和关注是非常有意义的奖励，可以激励孩子遵守大人制订的合理规矩。

309 对宝宝管多了，会不会影响他的好奇心和探索能力

好奇心和探索欲望是创造能力的前提，宝宝天生有好奇心，如果对宝宝管多了，是否将不利于他的创造能力的发展？这个年龄的宝宝喜欢探索，只要在安全的、可容忍的范围内，不要过多地对他说"不"，以免剥夺他的自由和创造力。宝宝需要自由地探索，家中存在大量的"不许"会限制宝宝的自由。家长可以采取另外一种方式，避免说"不许"，如将容易破碎的瓷器或玻璃器皿存放在宝宝够不到的地方，把电插座保护好，把容易让宝宝吃到口里的危险物品锁起来。此外，家长可以准备一两个抽屉，放一些不怕宝宝拿、扔的东西，如小的衣物、塑料用品等，让宝宝自由探索。到户外玩时，家长也不要因为怕弄脏衣服或手而过多限制宝宝的活动，只要保证脏物不进口就可以。

310　宝宝发脾气怎么办

　　这个年龄的宝宝独立性开始发展，以自我为中心，他不知道哪些能做、哪些不能。当他的要求得不到满足时，就大发脾气怎么办？

　　父母首先要保持冷静，宝宝发脾气是给你看的，聪明的父母这时会用"不当观众"的方法，悄然离开。宝宝感到没趣了，自然会停止发脾气。有的宝宝拉住你或追随你又哭又闹，或要进行危险动作，你可以采取"平静中断法"（time-out），将宝宝抱到没有玩具的、有栅栏的小床上，或放进小房间内（不要关门），隔离1~2分钟，告诉他不哭不闹才能出来。这种方法需要在宝宝每次违反规矩后立刻作出反应，可能要重复多次才能见效，要让他知道他的过激行为是要受到惩罚的。

　　为了防止宝宝发脾气，要求宝宝必须做到的事如按时进餐、洗澡、上床休息、不能在街上玩等，不用和他商量，要他无条件遵守这些规则就好。对于穿哪件衣服、读哪本故事书、玩哪个玩具，可以鼓励宝宝自由选择。如果孩子有好的行为，要给以充分的表扬和肯定。

311　体罚有什么害处

　　（1）体罚即使在当时能够制止宝宝的错误行为，但是也会教会宝宝在他生气的时候可以打别人，经常挨打的宝宝最终会成为喜欢打人的人。

　　（2）身体上的惩罚可能伤害宝宝。

　　（3）体罚会让宝宝对父母生气和不满，有的宝宝可能通过继续做错事，但不让父母知道来报复他们，而不是培养自控能力。

总之，体罚对孩子和父母的情感都有害，它是管教孩子的方法中最无效的。所以你需要跟自己做一个约定，永远不要采取那些会给孩子身体或心理方面留下创伤的惩罚方法。

312　为什么宝宝经常吃手指

当孩子感到压力过大或缺乏安全感时，可能通过吃手指这一动作来减轻焦虑、放松心情。久而久之，宝宝"吃手指"就成了习惯。教育方式不当是孩子总也改不掉的吃手的原因。家长看见宝宝吃手指时，心里就很着急，马上严厉斥责，甚至动手打宝宝。家长没有想到，这样做会使宝宝更加紧张和焦虑，甚至与家长产生对抗情绪，毛病就更难改了。家长应该怎样对待宝宝的吃手问题呢？

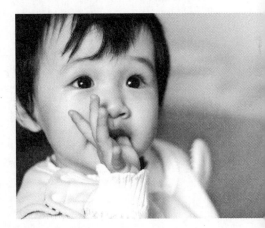

适当鼓励

多给宝宝关注与爱，增加宝宝的安全感，如果孩子在规定的时间里没有吃手指，就给予奖励。开始时宝宝坚持不吃手指的时间较短，可能不到10分钟，然后逐渐延长时间，直到不再吃手指。

行为忽视

宝宝吃手指是为了引起家长的注意，家长这时可以采取置之不理的态度。

占用双手

家长可以想出各种办法来占用宝宝的双手，让宝宝去做需要双手完成的事情，例如，把注意力从吃手指转移到玩玩具、翻阅色彩鲜艳的画册等对宝宝有吸引力的东西上。当宝宝吃手时，还可以给他磨牙饼干，把小手解放出来。这样宝宝吃手指的时间就会逐步减少，而且这个习惯有可能最终消失。

313　2岁以下的宝宝可以看电视吗

现在国内外学者基本上不主张2岁以下婴幼儿看电视，因为看电视是一种被动性的经历，不利于大脑活动主动参与，可能会使智力发育迟缓。宝宝看电视多了，占用了父母对宝宝进行早期教育的时间，减少了亲子互动交流的机会。有不少经验告诉我们，婴幼儿看电视多了，用电视当保姆，可使宝宝产生孤独倾向。澳大利亚有关研究认为，看电视不利于左右脑对信息的正常处理，使左右脑通路减少。德国专家近日指出，小学新生可因看电视时间太多出现语言障碍。美国儿科学会建议，教育类电视节目也许对学龄前儿童有益，但是2岁以下的孩子不应该看电视。

314　宝宝入睡时打鼾对身体有害吗

入睡打鼾是由于呼吸道气流不通畅引起的。主要原因为鼻咽部的后壁及顶部淋巴组织增生肥大，称为增殖体肥大。肥大的增殖体可大如核桃，增殖体肥大的宝宝常张口呼吸，呼吸粗而有声，入睡后打鼾，言语含糊，口齿不清，有的宝宝还表现为特殊面容。由于宝宝呼吸不通畅，夜间睡眠不安、多汗、惊吓，白天会困倦，如果长期不治疗，因氧气供应不足，会影响体格和智力发育，表现为智力低下、身材矮小，严重时可并发睡眠呼吸暂停，导致肺心病。

因此，宝宝入睡打鼾应尽快找耳鼻喉科医生诊治。一旦确诊，手术切除肥大的腺样体即可治愈。

有些宝宝不是经常打鼾或侧卧位时不打鼾，可先采取改变体位的方法，暂时观察一段时间，不需要就诊。

315 如何判断宝宝是否肥胖（单纯性肥胖）

肥胖的宝宝如不及时加以控制，很容易发展为成年肥胖。成年肥胖常伴有许多严重的疾病，如糖尿病、脑血管意外、冠心病和高血压等。判断肥胖最好的指标是身高标准体重。按一定身高对应的正常体重值为标准。宝宝体重超过正常值20%是肥胖，超过20%～29%为轻度肥胖，超过30%～49%为中度肥胖，超过50%为重度肥胖。如果体重只超过10%～19%属于超重。

表22　儿童体重身高标准表

身高（厘米）	男孩					女孩				
	体重平均值	+15%	+20%	+30%	+50%	体重平均值	+15%	+20%	+30%	+50%
85	12.1	13.9	14.5	15.7	18.2	11.8	13.6	14.2	15.3	17.7
87	12.6	14.5	15.1	16.4	18.9	12.3	14.1	14.8	16.0	18.5
90	13.3	15.3	16.0	17.3	20.0	12.9	14.8	15.5	16.8	19.4
92	13.7	15.7	16.4	17.8	20.5	13.4	15.4	16.1	17.4	20.1
94	14.2	16.3	17.0	18.5	21.3	13.9	16.0	16.7	18.1	20.9
96	14.7	16.9	17.6	19.1	22.1	14.3	16.4	17.2	18.6	21.5
98	15.2	17.5	18.2	19.8	22.8	14.9	17.1	17.9	19.4	22.4
100	15.7	18.1	18.8	20.4	23.6	15.4	17.7	18.5	20.0	23.1
肥胖分类	正常	超重	轻度	中度	重度	正常	超重	轻度	中度	重度

316 宝宝超重怎么办

儿童处在生长发育时期，不宜用药物、饥饿疗法，不主张快速减肥。宝宝减肥只是要求体重不增或缓慢增长即可。处理方法如下：

饮食方面

选择健康食品，可以适量吃粗粮，多吃蔬菜、水果，这些应占每天食物总量的大部分，尽量不吃油炸食品，不吃含脂肪多的快餐。

培养良好的习惯

让宝宝学习体验饱足感，知道吃饱了不再吃，不要求宝宝把碗里的饭菜都吃光，允许剩饭。不要让宝宝边吃边看电视，不要用食物作为奖励，应多让宝宝进行户外活动，养成良好的运动习惯。

317 为什么宝宝有扁平足，以后会好吗

很多宝宝生下来有扁平足，有80%～90%的宝宝到6岁时扁平足会消失。宝宝为什么有扁平足呢？这是因为宝宝的骨头和关节很灵活，当他站立的时候就会引起足部扁平。另外，宝宝的脚部内侧还有脂肪垫，可以将足弓挡住。如果家长把宝宝的脚抬起来，就可以看到足弓，但当宝宝站立时，足弓又消失。对于足弓没有发育的宝宝，矫正鞋不仅不能帮助宝宝的足弓发育，还可能引起比扁平足更严重的问题。如果宝宝感到脚很僵硬或疼痛，这时需要请骨科医生处理。

318 宝宝有"O"形腿和"内八字"需要治疗吗

很多宝宝的小腿在2岁以前都有点儿弯曲，以后会长直。有的宝宝看上去有一定程度的"内八字"，一般在宝宝7岁以后会消失。宝宝无论是"O形腿"还是"内八字"，都只是正常情况的少许偏差，不需要治疗，用支架、矫正鞋以及特殊的训练一般都没有用，甚至有可能阻碍宝宝的生理发育，并造成不必要的心理压力。极少数宝宝的"O"形腿或"内八字"是由疾病引起的，需要找医生治疗。维生素D缺乏性佝偻病可以引起"O形腿"。因此，宝宝3岁以前一定要服用维生素D预防量，每天400国际单位。

319 宝宝有内收足怎么办

宝宝走路时脚趾内收的现象叫作内收足。内收足有两种情况，一种在婴儿期发生，另一种是2岁后发生。这两种都呈家族性发生倾向。

宝宝出生时脚趾前部内收，最常见原因是胎儿被挤在狭窄的子宫空间内造成的，表现为足的前端处表现向内收，足的外侧呈现月牙形凸起的弯曲。这种情况比较轻，通常在1岁时自行恢复。家长可给孩子做复位按摩，有利于恢复。

宝宝2岁时出现内八字足，常是由于胫骨向内侧扭曲造成的。这种内八字足过一段时间会自愈，不需要任何治疗，穿矫正鞋不仅不能改善，而且有可能影响宝宝的玩耍或行走，还有可能使宝宝产生不必要的情绪压力。如果孩子的内收足现象到9～10岁仍不改善，可以请外科医生诊治。

320 宝宝有哪些表现，应找儿科医生检查

下面指出的发育表现只是说明宝宝生长发育较慢，家长不要过分着急，但要尽量想办法促进宝宝在这些方面的发育，同时需要及时向有经验的医生咨询。

(1) 18个月以后仍然不会走路。

(2) 开始走路后只会用脚尖走。

(3) 1岁半后会说的词不超过15个。

(4) 不会模仿声音或行动。

(5) 15个月后不明白家中常用物品（勺子、手机等）的用途。

(6) 不会模仿声音或行为，听不懂简单的指令。

(7) 2岁不会推动带轮子的玩具。

321 如何保证宝宝的安全

(1) 小床床垫放在最低位，避免宝宝爬出跌落。

(2) 不要给宝宝需要电插座的玩具。

(3) 不要让宝宝接近大片水源，如浴缸、游泳池和正在开动的洗衣机等。

(4) 宝宝在汽车内最好坐在后排座，并且应该坐在大小适合的儿童安全座椅上，汽车开动后不能离开座位。

(5) 打开的窗户应有铁栅栏保护，防止宝宝掉出窗口。

(6) 把清洁剂、药品、其他危险品放在加锁的柜子内。

(7) 接近繁杂的交通路段时，要拉紧学步的宝宝。

322 1~2岁的宝宝应该接种哪些疫苗

表23　1～2岁的宝宝应接种疫苗及预防的传染病

月龄	1类疫苗（免费）	2类疫苗（自费）	备注1	备注2
18月龄	无细胞百白破疫苗第四针	水痘疫苗第一针	4岁注射水痘疫苗第二针	（1）无细胞百白破疫苗预防百日咳、白喉、破伤风； （2）水痘疫苗预防带状疱疹病毒引起的急性传染病
18月龄		B型流感嗜血杆菌疫苗（Hib）第四针	因Hib疫苗厂家不同，第4剂接种时间不同	预防B型流感嗜血杆菌引起的侵入性感染，例如，脑膜炎、会厌炎、败血症、蜂窝组织炎、关节炎、肺炎等
18月龄		甲肝第一针	注射	预防甲型肝炎病毒引起的急性肝炎
18月龄	麻腮风第二针		接种过麻腮风联合减毒活疫苗2周内避免使用免疫球蛋白	预防：同8月龄第一剂
24月龄	乙脑疫苗第二针	甲肝第二针	注射	（1）预防由蚊子传播的乙脑病毒感染引起的急性脑炎； （2）预防甲肝病毒引起的急性肝炎

10

2 ~ 3 岁

323 2~3岁宝宝的体格发育情况应是怎样的

体重增加随月龄增加而减慢，2~3岁的宝宝，体重每年增加约2.0千克，身长增加5厘米~8厘米，头围增加1厘米。

表24、表25是我国最新的标准。表内平均值为中等水平，括号内为最低值和最高值。

表24　2岁半宝宝的体格发育标准

性别	身长（厘米）	体重（千克）	头围（厘米）
男	93.3（86.4~100.5）	13.64（11.11~16.83）	49.1（46.7~51.6）
女	92.1（85.2~99.3）	13.05（10.65~16.16）	48.0（45.6~50.5）

表25　3岁宝宝的体格发育标准

性别	身长（厘米）	体重（千克）	头围（厘米）
男	97.5（90.4~104.8）	14.65（11.94~18.12）	49.6（47.1~52.0）
女	96.3（89.3~103.6）	14.13（11.50~17.55）	48.5（46.2~51.0）

324 2~3岁宝宝吃多少奶和食物

2~3岁的宝宝每天应摄入乳类350毫升~500毫升，膳食品种要多样化，提倡食用天然食品，均衡膳食。每天应摄入鸡蛋1个，动物性食物50克，谷物100克~150克，蔬菜150克~200克，水果150克~200克，植物油20克~25克。食物应质地稍软，应少盐、易消化。避免给宝宝吃油炸食品，少吃快餐，少喝甜饮料，包括乳酸饮料。每天进食可安排主食三餐，乳类和营养点心2～3次。家长负责为宝宝提供安全、营养、易于消化的健康食物，允许宝宝决定进食量，规律进食，让宝宝体验饥饿和饱足感。

325 如何培养宝宝良好的饮食行为

宝宝2岁后应独立进食，进食应定时、定点、定量，并且要快乐进餐。每次进餐时间为20～30分钟，进食过程中应避免边吃边玩或边吃边看电视，不要追逐喂养，不使用奶瓶喝奶，避免强迫喂养和过度喂养。家长负责为孩子提供安全、营养和美味的食物，孩子决定进食品种和进食量。

预防宝宝拒食、偏食和过食喂养，家长应少提供高糖食物、快餐食品、碳酸饮料及含糖饮料给宝宝。食物烹调方式以蒸、煮、炖、炒为主，注意食物的色香味。可让宝宝参与食物的制作过程，提高宝宝对食物的兴趣。

326 宝宝吃饭没有食欲怎么办

宝宝吃饭没有食欲主要原因是吃得太勤，进食不规律。喂养不当是当前城市孩子存在的主要问题。随着家庭经济条件的改善，市场上儿童食品供应增多，独生子女娇生惯养，家长缺乏喂养知识，让宝宝乱吃零食，乱给宝宝添加"营养食品"，而一些高蛋白、高糖食品反而使宝宝食欲下降。

正常宝宝每隔3～4小时胃内容物会排空，血糖要下降，就会产生饥饿感，有想吃食物的欲望，如果饭前吃零食和糖果或进食太频繁，胃内总有东西，血糖不下降就不会有食欲。所以，要使宝宝有食欲，喜欢吃东西，就要培养定时、按顿进食，饭前不吃零食或喝饮料的习惯，以免血糖升高（正常范围）影响食欲。即使宝宝有几次进食不好也不要着急，不要恐吓或祈求宝宝进食，一顿不吃不必顾虑，也不要再用零食补充，宝宝下顿饿了自然会吃了。

父母应注意自己的语言和行为，提供良好的进餐环境和气氛，让孩子在心情愉悦时进餐，有利于增强食欲和促进营养素的吸收。

327 如何保护宝宝的乳牙、预防龋齿

宝宝2岁半时乳牙基本出齐，恒牙一般到6～7岁才长出。儿童学龄前预防龋齿很重要。2岁儿童约8%发生1～2颗龋齿，到3岁时，有龋齿的儿童上升到

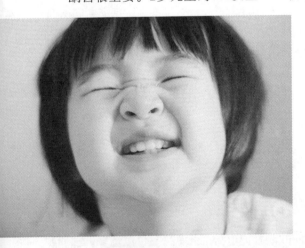

60%。父母要指导宝宝保护乳牙。2岁的宝宝最好每天刷牙2次。宝宝睡前一定要刷牙，给宝宝用柔软的小牙刷，教他上下、内外均要刷干净。家长可以和宝宝一起刷牙，让他模仿着刷，有时家长可帮助他刷一次，使他体会如何刷才能使牙齿干净。3岁左右的宝宝可使用不含氟的牙膏，每次牙膏量像绿豆大小即可。

糖是龋齿的罪魁祸首，特别是发黏的糖停留在牙齿上会发酵，严重危害牙的健康，因此最好不要让宝宝吃糖。

2～3岁的宝宝应看一次牙科医生，全面检查一次牙齿，判断有没有牙齿问

题，并接受口腔卫生保健的教育。

328 这个年龄的宝宝每天要睡多长时间

这个年龄的宝宝每天应睡11~12小时，夜间睡9~10小时，白天睡1小时左右。为了使宝宝睡眠好，睡前1~2小时避免玩得太兴奋，入睡前应该吃饱，上床前或夜间不宜过多饮水，以免因排尿扰乱睡眠。白天小睡应适当，如果白天长时间睡眠，就会影响夜间睡眠的质量。要坚持让宝宝睡自己的小床。

329 男女宝宝训练排大小便有什么不同

女宝宝的训练主要由妈妈来完成，男宝宝的训练由爸爸来言传身教。鉴于男宝宝比女宝宝要淘气一些，爸爸应给予准确的示范，比如，如何"瞄准"便桶，可以在便桶中放一张有颜色的纸，让他瞄准纸片撒尿。这对宝宝来讲，好似一个游戏，同时也增加了他上厕所的积极性。

宝宝的便盆最好放在卫生间或放在宝宝自己的房间里。宝宝上完厕所，把他带到水池边，打开水龙头，让宝宝自己洗手，然后用擦手毛巾把手擦干。要让宝宝养成便后洗手的卫生习惯。

330 如何知道宝宝发育是否正常

2～3岁的宝宝懂得更多了，正常情况下，宝宝能稳定地上下楼梯，会双足离地跳，会故意用足尖走，能在窄道上行走，能单足站稳，开始学骑三轮车，能双足交替上下楼梯，能跳30厘米～50厘米远；会穿珠子和将积木搭成门楼或火车等，能模仿画出圆形、十字等；会唱一两首儿歌，拿图书要求你给他讲，能用动作和语言表述眼前所没有的东西，会说自己名字，会说较完整的句子，会用一些形容词，能说出自己的性别，懂得"你、我、他"并会正确应用。

这个年龄的宝宝非常重视自己的东西，禁止做的事知道不去做，有一定控制能力，表现出自尊心、同情心和怕羞；不顺心时会发脾气，喜欢同一两个好朋友玩，但易发生冲突；做事懂得要按顺序，可排队等待，可玩集体游戏；自己会穿松紧带裤子，会扣上或解开纽扣，会自己洗手、擦手。

331 如何进行早期教育

（1）鼓励宝宝玩可以提高创造力的游戏，比如搭建或绘画。

（2）在宝宝日常生活中和他聊天，就像跟成人聊天那样，说话尽量慢一些，以便给宝宝反应的时间，不要用"嗯"之类的语气敷衍宝宝，要尽量拓展宝宝的词汇量；每天都给孩子读书、说儿歌；如果你会说外国语言，可以在家中使用，使孩子有机会受到外语的熏陶。

（3）给宝宝介绍一些乐器，如玩具电子琴、小鼓等；播放有趣的、优美的音乐，音乐技能可以提升宝宝的数学技能和解决问题的能力。

（4）留意宝宝的情绪，当宝宝在高兴或烦恼时都要关注。

（5）既要支持、鼓励宝宝，又要有适当的规矩。不能打骂宝宝，要用充满爱意和慈祥的眼神注视宝宝，和宝宝经常肌肤接触或搂抱等，给宝宝建立幸福感和安全感。

（6）聆听并且回答宝宝的问题，询问宝宝一些问题，鼓励宝宝做出一些决定。每天单独和宝宝相处一些时间。

（7）让宝宝做出一些选择，比如衣服或玩具的选择。

（8）限制宝宝看电视的时间，避免宝宝看暴力卡通，不要将电视作为哄宝宝的工具。为宝宝安排一些社交活动，比如去亲子乐园或游乐场和其他孩子玩耍、交流。

332 如何为宝宝选择玩具

2~3岁的宝宝能模拟生活中的事情，玩假装游戏。家长需要为其准备一些成套的玩具，如厨房玩具（锅、铲、碗、勺等）、卧室玩具（床、桌椅、娃娃等）、医疗玩具（听诊器、针管、药瓶等）、修理玩具（锤子、钳子、螺丝刀等）。这些可以让宝宝模拟生活实际，对宝宝学习社会生存能力很有帮助。此时的玩玩具活动，不仅是单纯的模仿，经提示宝宝还可有自己的想象和创造，这对培养宝宝的想象力、创造力和逻辑思维能力很有帮助。

此年龄的宝宝可以玩穿珠子的游戏，培养其手眼协调能力。另外，宝宝玩画笔可能玩得更多了，他可模仿画出一些简单图形，或自己随便画，并凭想象说出自己画的是什么。各种镶嵌图形的玩具要继续玩，图形和颜色可复杂一些，使宝宝准确掌握这些概念。有些较复杂、较精细的拼插、镶嵌玩具对培养宝宝的手眼协调能力有帮助。这些玩具的价格可能要贵一些，但比同样较贵价格的电子玩具要好，因为宝宝可以自己操作。

　　为了提升宝宝大运动的能力，此时可以给宝宝准备小三轮车了，开始要帮助他学，慢慢他可自己玩，这也可培养宝宝视觉和全身的动作协调能力。

　　家长还可利用家里的资源自制玩具，同样能达到让宝宝学习实践的目的就好。

　　玩具应收藏在固定的地方，培养宝宝玩后将玩具放回原处的习惯。

333　如何为宝宝选择图书

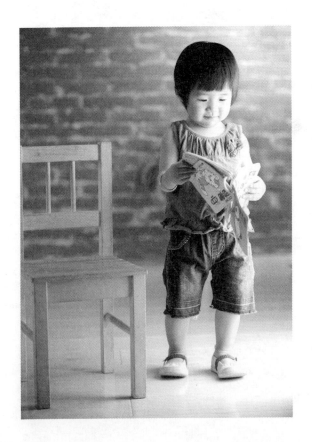

　　此年龄段宝宝可看的图书种类增多了，除了需要学习一些形状、颜色等基本概念外，图书的画面可复杂一些，故事可以长达4~5个句子，道理也可有因果关系，和多个事物存在直接与间接的联系等。此时宝宝的注意力集中时间会久一些，可达10~20分钟，是培养宝宝读书习惯的好时机，同时还可训练其语言表达能力和记忆能力。

334 怎样让宝宝的身体活动更协调

宝宝2岁以后躯体运动（大运动）的基本能力已经具备，之后将是如何使身体更加灵活、更加协调的问题。宝宝从稳定地走到开始跑；从僵硬、笨拙地跑到熟练、协调地跑；从扶着上、下楼梯到独自地、稳定地、一步一阶地迈上楼梯；从平地的活动到双脚跳离地面，跳出一定高度和一定距离。在这一年里，这些进步是家长可以看到的。家长一定要带宝宝多到户外活动，通过各种游戏，如让宝宝寻找某样东西，追逐爸爸，玩小兔跳跳，或随音乐学习舞蹈动作等，锻炼宝宝跑步、跳动等能力，让其逐渐学会稳定地控制身体、协调地运动。宝宝到接近3岁时，还可以让他学习骑小车，练习上、下肢更加协调一致的活动，使大运动能力更加成熟，从而使认知活动的范围扩大、自主性更强。

335 多动手是否让宝宝更聪明

大家都知道心灵手巧的道理。虽然在大脑的不同部位有不同功能的分工，也存在着有些方面的功能好些、有些方面的功能差些的个体遗传差异。但是，宝宝在大脑发育的时期一定要全面地促进各项功能的发展，不能偏废某一方面，既要学习一些知识，发展语言能力，也要多动手活动，发展操作能力、创造能力。我们提倡的是全脑思维，全面发展。特别是这个年龄段，是孩子的具体行动思维逐渐向逻辑思维发展的过程。我们可以通过玩积木搭建，使宝宝发挥创造力，搭出他想象中的建筑；通过一些拆装、拼插的玩具使他懂得事物之间的组合关系、组合条件；通过玩过家家、模仿做饭、看病、修理东西等这些有配套玩具、有场地情景、有操作程序的动手活动，使宝宝掌握有关类别、服务关系、程序化等方面的知识和道理。还可以通过直接参与家务活动或其他劳动活动如种小树、浇花，让宝宝掌握一般的生活需求，人际关系方面的知识。画笔、橡皮泥也是宝宝最好的玩具，他们可以模仿操作，也可自我创作。通过这些活动使动手与动脑相结合、玩耍与生活相结合、认知学习与掌握本领相结合，家长会发现宝宝非常"聪明"。

336 怎样引导宝宝学习某一项新技能

家长可以让宝宝学串木珠

开始妈妈要先与宝宝做一些亲子互动，将气氛提升至愉悦轻松的状态，随即拿出木珠和适宜的穿绳。首先，妈妈要在全躯体辅助下帮助宝宝成功完成10次／天。之后经过试探，宝宝有一些主动穿绳的意识了，妈妈就要降低辅助等级，使用半躯体辅助帮助宝宝完成10次／天，直到可以独立完成。宝宝每次完成之后，妈妈都不要忘记强化奖励自己的宝宝。

家长可以教宝宝学习独立洗手

妈妈可以将洗手这个环节分解开来教：先打开水龙头，把手淋湿，关上水龙头，使用香皂并且搓一搓，再打开水龙头，将香皂沫用水冲掉，关掉水龙头，用毛巾将手擦干。以上每一步妈妈都可以分开来教，之后我们可以用链接的方法把它们完整联系起来，整个技能便可以完整掌握，宝宝也不会觉得学习这项技能很困难，妈妈也会觉得新技能教起来很轻松。

337 宝宝可以掌握哪些概念

宝宝2岁以前，家长对宝宝的学习要求可能不是很具体，2岁以后会认为他该掌握一些"知识"了，所以开始教他一些概念，如颜色、形状、大小、数字等。2~3岁宝宝应该掌握哪些概念？应该怎样教他们学呢？

一般小儿2岁3个月左右可以掌握大小的概念，2岁半左右可以掌握多少的概念，接近3岁可以认识2~3种颜色、2~3种图形，对数字开始认识，懂得1岁、3岁，可以点数到3。宝宝学习这些概念时，一定要结合具体事物，比如学大小可在吃水果时学习，认颜色可在看小动物、看图画书、玩玩具时学习，学习数字也是，不是鹦鹉学舌式地模仿1、2、3、4……而是认识1个、2个的具体物品。宝宝学习这些概念时，一定要反反复复，有正确表现时注意奖赏。宝宝没有掌握也不要着急，更不能有不良刺激，要注意培养宝宝的学习兴趣，不要使其厌烦，特别是不能要求太高，使宝宝没有信心、丧失兴趣。比如学数字，一般数量守恒的认知，宝宝掌握得比较晚，如果尚未达到时学习比较吃力，有些家长比较着急，希望宝宝早学数学。其实在3岁左右，宝宝能够点数到3就可以了。个别在这方面发展比较好的宝宝可以多学，如果学起来比较吃力，暂时不学没有关系，关键是要培养宝宝的学习兴趣。

338 此时宝宝都说些什么

这个年龄段宝宝的语言能力发展很快，从双字词到多字词，慢慢出现完整的简单句子。有的宝宝3岁时已经能够说出一些稍复杂的句子。他们说得较多的是

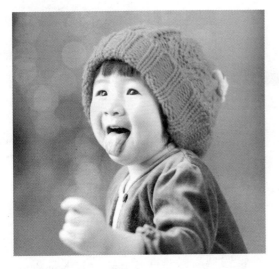

名词、动词，慢慢学会一些形容词，开始的句子不完整，如"要喝水""有大老虎"，大人可以帮他补充"宝宝要喝水""公园里有大老虎"。让宝宝学会用完整的句子表达。家长的语言要丰富，看到事物要清楚地描绘，如"一个红色的皮球"，逐渐地宝宝也学会应用一些形容词，词汇量会明显增加。

家长还可以教宝宝学一些儿歌，儿歌最好与认知结合，描述一些他可以看到的事物，比如"小花猫，喵喵喵，爱吃鱼、爱睡觉"等，这比机械地背诵唐诗更让宝宝感兴趣，更容易记忆。

339　可以和宝宝对话了吗

如果说我们要让宝宝2岁前学舌，2岁以后我们就要和宝宝对话了，要启发他主动表达，比如问他"你要做什么"，让他用语言表达出自己的要求。开始宝宝可能表达不准确，但只要他能够说出来，家长就要鼓励他，然后再教他正确的语言表达。在与人交往中，要让宝宝学会礼貌的称呼和答谢。在一些新事物面前启发宝宝提问。这个年龄段宝宝多是问"这是什么"，慢慢地才会问"为什么"，家长要多与宝宝进行对话，让宝宝对语言的功能有更多的认识，更快地掌握这个工具，促进宝宝认知学习能力和人际交往能力的发展。

340 宝宝开始交朋友了吗

家长可能在宝宝几个月时就带他见过别的小朋友，那时他是好奇地观察别的小朋友的活动。宝宝1岁以后开始和别的小朋友一起玩，但那时候还是自己玩自己的，偶尔有交换，也不是很有意识的。宝宝2岁以后就会正式交朋友了，他们可以逐渐记住1～2个小朋友的名字，可以一起有分工地玩一些有情景的游戏，逐渐学会分享与交换。这是宝宝最初的人际交往，是他们进入社会的第一步。家长要给他们机会去学习和实践，平时在自己的行为中做好示范，对宝宝的行为不要总是指挥和参与，启发他们自己去交往，自己建立友情，自己解决一些问题。

341 宝宝知道自己了吗

对自我的认识也是宝宝社会化能力发展的重要一步。宝宝1岁以后随着活动能力的增强，他们可以把自己和外界分开，知道自己做什么可以使外界发生变化，但对个体的认识仍不清晰；对自己的东西会说是宝宝的，但还不会分出你、我。宝宝在接近3岁时，开始真正懂得"我"的含义，能够分出你、我，他对自我的认知有了很大的提高。他能够准确说出自己的姓名，分出自己的性别，知道一些自己应该做的事情。家长要有意识地教他应用"我""你"等代名词，教他管理自己的玩具或用具，教他按指令控制自己的一些行为，教他对自己的行为作出一些评价，当然这些评价并不是他自己的评价，而是参照别人的评价。这些对自我的认知、自我的控制和自我的评价对宝宝今后的成长有重大意义。

342 宝宝能不能学外语

　　世界上约有2/3的孩子同时学两门或两门以上的语言。由于幼儿急于想弄清他听到的词语和句子，所以对他们而言，同时学两门语言与学一门语言是一样轻松的。同时学两门语言的宝宝其词汇量增加的速度也许暂时会慢一些，也许还会出现"语种混用"的现象，但家长不必担心。幼儿对语言现象具有高度灵活性，这种情况只是暂时的，比起能掌握一门外语这一优势来说，是微不足道的。

343 2～3岁的宝宝害怕怎么办

　　宝宝害怕动物、怕黑，在这个年龄是正常现象。当宝宝遇到害怕的东西，父母应为他解释清楚怕的对象。例如，当宝宝害怕小狗，应告诉他小狗很可爱，你不碰它，它不会咬你；还可帮助孩子克服黑暗，鼓励和陪伴他到较暗的室内取东西，表扬宝宝勇敢；在不可避免的打针疼痛面前，帮助宝宝忍受打针的痛苦，说要像解放军叔叔一样坚强，打针不哭。平时家长不要用威胁的方法来规范宝宝的活动，如"你再不睡，老虎就要来了"，这样做除使宝宝胆小外，还会使宝宝不信任父母。

344 家长如何运用鼓励、表扬和批评

家长教育孩子应多给予鼓励，慎用表扬。鼓励是针对孩子努力过程，不是事情本身，如宝宝学洗手，可以对他说："你今天会洗手，很认真，有进步。"但并不代表宝宝手洗得很好了。家长用表扬要慎重，当宝宝会背儿歌了，他习惯大人表扬他很聪明，但当他失败时，可能不能很快面对挫折。所以，表扬的内容应该是孩子的努力、有耐心，能坚持做完一件事的可控制因素，而不是天赋等不可控制的因素。

给予宝宝适当的批评是必要的，但批评时不要只表示愤怒的情绪，大声说话，而没有说清楚什么地方错，怎么错了。应该用比较平和的语言给宝宝讲清楚他什么地方错了，以后应如何注意，使宝宝明白。

345 如何培养2～3岁宝宝的道德观

（1）促进宝宝的自我控制能力：学习用语言调节自己的行为，如要打人时，会说"不能打人"；在公共场所不乱跑，不大声喊叫。

（2）鼓励分享和互助。当宝宝关心他人，表现好的时候，应立即表扬。

（3）学习识别表情，理解别人的感受，学习礼貌用语，如"谢谢"和"对不起"等。

（4）家长树立良好的榜样，并通过讲故事、做游戏培养孩子良好的道德。

346　如何对宝宝进行奖励和惩罚

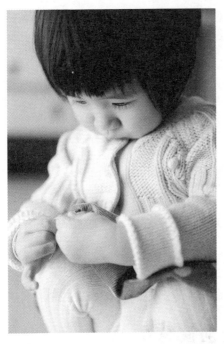

　　首先，家庭要根据宝宝的年龄定一些规矩，根据这些规定，坚持对好的习惯给予奖励，对坏的习惯给予惩治。当你注意到孩子正在用正确的方式独立完成一件事的时候，要赞许他做得好，说你对他的行为感到骄傲，让他觉得自己很不错，他今后面对同样的事情时将会采用同样好的行为。如果他做一件危险的事情，你首先可以转移他的注意力，如果他坚持不听，可以用"平静中断法"。要确保家中所有的人理解你在管教孩子方面的一些限制和惩罚，如果一个家长允许孩子做一些事情，而另一个家长禁止做这些事，开始宝宝会感到迷惑，但当他搞明白后，他会通过自己的方式让家长引起争吵，家长只有统一战线才能阻止这类纷争的发生。

347　宝宝有危险的行为或攻击行为时怎么处理最有效

　　宝宝有危险或攻击行为时最好的方法是"平静中断法"。"平静中断法"是教会宝宝保持安静并且不要动，在宝宝18～24个月的时候就可以用这种方法。宝宝3~4岁的时候运用这种方法最成功。平静中断法的具体步骤：①让宝宝坐在椅子上，或把他放在一个不容易让他分神的，或者感到无聊的地方，这么做可以让他从错误的行为中走出来，并有足够的时间冷静下来；②向宝宝简单解释你为什么这样对待他，告诉他你爱他，但他的行为实在不可接受，除此之外不需要过多的言语。当孩子还很小的时候，等他冷静下来，平静中断法就可以结束。这更能说明平静中断法就是保持安静不许动。③宝宝自己学会冷静，这种自我反省时间1岁时为1分钟，随着年龄增长每年增加1分钟。④当这种平静的处理结束之后，就要给宝宝很多正面的关心，并指导他做正确的事情。

348 当宝宝出现不良行为时用什么方法最有效和最省事

当宝宝出现不良行为时可以用消退法，这种方法对2~3岁的宝宝是最为有效的惩戒方法，但对18个月以上的宝宝也有效。当宝宝破坏某项规矩，出现恼人的或不良的行为时，应用消退法。如果宝宝出现有危险的或破坏性行为，就应该用前面说的平静中断法。

如何应用消退法呢？

（1）明确定义宝宝做错的事，如他不满意的时候就在地上打滚，在公众场合哭闹，引起关注；当大人要做别的事情的时候缠着大人等。

（2）如果你安抚他或停下手里的事情去关注他，那么，你就是在不知不觉地鼓励他这种行为，以后这种行为将发生得更频繁。

（3）正确的方法是忽视孩子的不良行为，关键是要坚持，即使在百货商店里，所有的人都在看你，你也不要向孩子表露你听到了他的哭闹，继续做你的事情就行。一开始他可能更剧烈、更频繁地去试探你，但是最终他会明白你是认真的，保持镇定，最重要的是忽视这种行为，如果你对这种哭闹屈服，你就是在纵容他。

（4）当宝宝表现好的时候，一定要表扬他，例如你拒绝给他买糖果，他用正常的语气和你说话而不是大哭大闹，要夸奖他表现得很好，像大人一样。

（5）如果宝宝已经消除了的不良行为又发生了，再重复消退法，第二次可能就不会花费这么长时间了。

349 如何纠正宝宝到商店强烈要求买玩具的行为

很多宝宝跟着父母逛商场时，看到喜欢的玩具会让家长买，不买就躺在地上哭闹。怎么办呢？下面举个例子告诉大家如何解决。

（1）去商场前要陪着宝宝在家玩一会儿玩具车，使宝宝对再买玩具的兴趣不是那么大。

（2）走之前提前告知宝宝，让他看看自己有这么多汽车玩具，一会儿到了商场就不买新的汽车玩具了。

（3）在商场里，宝宝看到心爱的汽车玩具，要妈妈买给他时，妈妈说："我们在家里讲好的，家里有很多，我们不可以再要了。"宝宝这时候很可能会出现问题行为，比如不高兴、一直哭、拦住妈妈不能离开、躺在地上大哭等。

（4）妈妈接下来要转移宝宝的注意力，带他去看看别的需要购买的物品；不要对孩子说"不可以、不能"之类的话语，告诉宝宝我们现在要去做什么，应该做什么；忽视宝宝的哭闹，不去回应他，只要在保证安全的情况下，我们可以离开一会儿并确保宝宝能找到我们，直至他停止哭闹来跟上妈妈，宝宝找到妈妈后，再不去提及此事，直接告诉宝宝接下来我们要去做什么。如果家长坚持原则，宝宝不良的行为问题会逐渐消失。

以上的方法也可用于其他行为问题的纠正。

350　宝宝身材矮小怎么办

家长都很关心孩子的身高，宝宝长到2～3岁时发现比同龄孩子个子矮，应该予以重视。依据我国城市儿童身高标准：女孩2岁时低于81.7厘米，3岁时低于89.5厘米，男孩2岁时低于82.7厘米，3岁时低于90.0厘米，均为异常；或身高在正常范围但生长速度减慢，2～3岁时增长低于5厘米，均应找医生检查原因，采取措施。因为0～3岁是儿童生长高峰期，如不及时处理，会影响成年身高。

婴幼儿身材矮小常见的原因：

（1）出生时（足月）体重小于2.5千克或出生时身高低于47厘米，称小样儿。这些孩子约有15%成年后身材会矮小。

（2）在婴儿期喂养不当，营养不足。

（3）患有先天性心脏病、胃肠道疾病等。

（4）患有内分泌疾病如甲状腺功能低下（甲低）、生长激素缺乏等。

（5）患有先天性卵巢发育不全综合征。

目前，婴幼儿身材矮小除通过营养补充或治疗全身性疾病纠正外，还可用药物治疗，如甲状腺功能低下用甲状腺素治疗，其余可用生长激素治疗，治疗愈早，效果愈好。千万不要等到青春期骨骺闭合后再治疗，那样就达不到理想效果了。

351 宝宝碰撞头部后如何判断脑部是否受损伤

1~2岁宝宝活泼好动，自己控制平衡能力差，一不留神，就可能摔跤、碰撞到头部，宝宝会大哭。

出现这种情况，家长或看护者很着急，担心宝宝大脑是否会摔坏。小儿受碰撞后，要观察一些症状，再决定是否应去医院诊治。首先观察意识是否有变化，如受伤后一直清醒，又没有头痛、呕吐表现，说明碰撞较轻，可以继续观察1小时，如没有问题，可以放心。如果宝宝想睡觉，叫醒后又睡或根本叫不醒，并有呕吐、头痛，甚至抽搐，可能颅脑有损伤，应立即送医院治疗。在整个过程中要让宝宝尽量保持安静、少动。

352 宝宝有哪些表现，应找儿科医生检查

下面指出的发育表现只是说明宝宝生长发育较慢，家长不要过分着急，但要尽量想办法促进宝宝在这些方面的发育，重视发育较慢的现象，并应及时向有经验的医生咨询。

(1) 经常跌倒，不会上下楼梯。

(2) 仍然不停地流口水或吐字不清。

(3) 不会用4块以上的积木搭高塔。

(4) 不会拿住蜡笔涂鸦。

(5) 无法用短句交流，不会参与角色扮演（假装）游戏，无法理解简单的指令。

（6）对其他孩子不感兴趣，回避视线交流，对家人以外的人没有反应，不会正确使用"我"和"你"。

353 2~3岁宝宝孤独症谱系障碍警示信号是什么

这个阶段的幼儿认知能力和语言能力都有了极大的发展，与周围人的互动能力、沟通能力、情感交流能力都有了进一步加强，想象能力更加丰富。在这个年龄段，宝宝的行为问题也更容易显现出来，引起家人或周围人的注意。与同龄的幼儿发育规律比较，如果发现宝宝的发育状况偏离较大，甚至各方面都存在落后的表现，语言发育、交流互动能力及运动能力落后，同时伴有一些较怪异的行为，家长就需要警惕了。

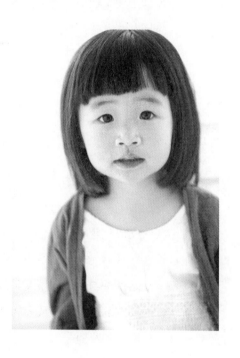

354 2~3岁宝宝社会交往能力体现在语言方面的孤独症谱系障碍警示信号是什么

2~3岁宝宝仍不会说话，或是语言发育落后于同龄儿，会说话后语言进步也很慢。有的幼儿虽然会说话，但存在语言运用不当、语言单调、语气平淡、重音异常、缺乏节奏变化、没有情感色彩以及说话时没有与情景相符的表情等问题；经常自言自语，有的重复模仿别人的问话，或模仿尾音，如同鹦鹉学舌一样；经常说一些不切合实际、与情景不相容的话，不分场合地背诵广告词；刻板地反复讲一个小故事，或反复提同一个问题；不能听懂简单指令；不能理解别人的姿势和面部表情的含义，很少用点头、摇头、摆手的动作手势来表达自己的意愿。

这个年龄的宝宝如果出现上述语言方面的警示信息，同时伴有运动发育落后或其他方面的发育问题，应及时找医生检查。

355 2~3岁宝宝在社会交往方面的孤独症谱系障碍警示信号是什么

宝宝与人交流过程中缺乏目光对视，或目光对视很短暂，常常呼之不理会或看一眼后很快移开目光，目光散视、飘忽，面部表情变化少，没有社交性微笑，表情淡漠，缺乏那种与情景环境交融的情感表达；喜欢自己玩，不喜欢参与小朋友的游戏，对周围的环境、人或事物缺乏兴趣，但对一些非生命的物体可能产生特殊的强烈依恋，如小瓶子、小盒、卡片等非玩具的物品；不会通过目光和声音引起他人对其所指事物的注意，也不能追随他人手指的指向，没有显示行为；对周围的环境和事物漠不关心；不会察言观色，不会与家人分享快乐，对家人依恋少，不会寻求帮助；不会玩象征性游戏和假扮性游戏。

在孩子成长发育过程中，如果家长发现上述社交方面的可疑信号，应重点观察孩子与家人的互动状况，观察孩子在小朋友群体中的状态，并尽快找专业医生检查。

356 2~3岁宝宝刻板重复行为问题的孤独症谱系障碍警示信号是什么

宝宝活动量大，多是刻板重复的行为，没有目的性，兴奋时反复单调地蹦跳、拍手、转手、看手或无目的地走来走去，与周围的人或环境缺乏联系；学会走路后出门就喜欢跑，喜欢走同一条路线；对周围物品的摆放，不允许位置发生变化，要求保持原样不变；对玩具兴趣不大，不了解玩具的基本玩法，而对其局部或非功能部位感兴趣，如不让玩具车在地上跑，而是听其摩擦的声音或玩车轮子；有的宝宝对非玩具的物品感兴趣，如细绳、塑料袋、开关等；着迷于单调、重复的事物，如喜欢圆形、旋转的物体，喜欢看车轮子、电扇，或在马路上看快速旋转的汽车轮子，反复开关灯，喜欢看电视广告；喜欢闻一些物品或反复地触摸某种质地的物品表面，有的宝宝喜欢斜视，有的宝宝对某些声音特别敏感，听见令他不舒服的声音就烦躁、尖叫。

在孩子的成长发育过程中，如果发现他存在较怪异的行为，并伴有其他方面发育落后应引起重视，并寻求专业医生的帮助。

357 如何保证宝宝的安全

（1）将儿童床的底板设置在最低的位置。

（2）安装窗户防护设施。

（3）让宝宝远离厨房炉灶、加热器，盖住电源插口。

（4）将所有药品、化学品保存在宝宝够不到的地方或上锁的柜子里。

（5）无论何时都不要让宝宝在靠近街道的地方玩耍。

（6）孩子在汽车内最好坐在后排座的大小适合的安全座椅上，当汽车在行驶时，不能让宝宝从安全座椅上爬出来。停车后，即使车被锁上，也不能让宝宝单独留在车内。

358　2～3岁的宝宝应该接种哪些疫苗

表26　2～3岁宝宝应接种的疫苗及预防的传染病

月龄	1类疫苗（免费）	2类疫苗（自费）	备注1	备注2
36个月	A+C流脑疫苗第一针		注射	预防A群与C群主要致病菌引起的流行性脑脊髓膜炎。

附录 I

0～3岁中国正常儿童体重发育标准

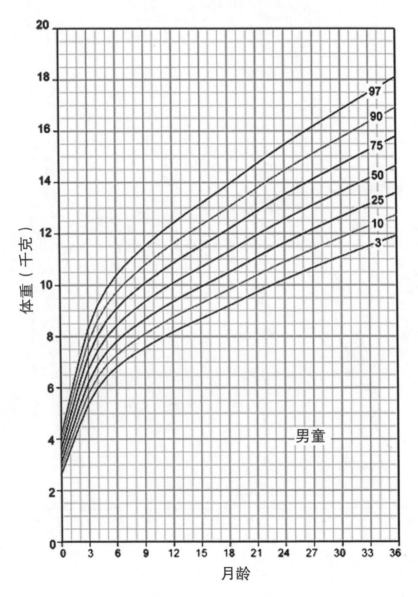

0～3岁中国男童的体重曲线图

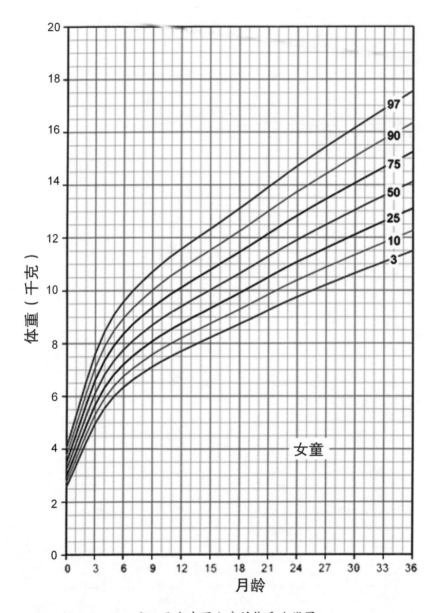

0～3岁中国女童的体重曲线图

0~3岁正常儿童体重参考标准（千克）

年龄（月）	男童			女童		
	下限值	平均值	上限值	下限值	平均值	上限值
0	2.62	3.32	4.12	2.57	3.21	4.04
1	3.58	4.51	5.60	3.38	4.20	5.27
2	4.53	5.68	7.05	4.21	5.21	6.51
3	5.37	6.70	8.29	4.96	6.13	7.62
4	5.99	7.45	9.20	5.55	6.83	8.47
5	6.45	8.00	9.86	6.00	7.36	9.10
6	6.80	8.41	10.37	6.34	7.77	9.59
7	7.09	8.76	10.79	6.63	8.11	10.01
8	7.33	9.05	11.15	6.88	8.41	10.37
9	7.56	9.33	11.49	7.11	8.69	10.71
10	7.77	9.58	11.80	7.32	8.94	11.01
11	7.98	9.83	12.10	7.52	9.18	11.30
12	8.16	10.05	12.37	7.70	9.40	11.57
13	8.34	10.27	12.64	7.88	9.61	11.83
14	8.52	10.48	12.90	8.05	9.82	12.08
15	8.68	10.68	13.15	8.22	10.02	12.33
16	8.85	10.88	13.39	8.39	10.23	12.59
17	9.02	11.09	13.65	8.56	10.44	12.85
18	9.19	11.29	13.90	8.73	10.65	13.11
19	9.36	11.50	14.16	8.91	10.86	13.37
20	9.54	11.72	14.43	9.08	11.08	13.65
21	9.71	11.93	14.70	9.26	11.30	13.93
22	9.89	12.14	14.96	9.43	11.52	14.20
23	10.06	12.35	15.22	9.60	11.72	14.46
24	10.22	12.54	15.46	9.76	11.92	14.71
25	10.37	12.73	15.70	9.91	12.11	14.96
26	10.53	12.92	15.93	10.06	12.31	15.21
27	10.68	13.11	16.17	10.21	12.50	15.45
28	10.82	13.28	16.39	10.36	12.68	15.69
29	10.97	13.46	16.61	10.50	12.86	15.93
30	11.11	13.64	16.83	10.65	13.05	16.16
31	11.25	13.81	17.05	10.79	13.23	16.40
32	11.39	13.98	17.27	10.94	13.41	16.63
33	11.53	14.15	17.48	11.08	13.59	16.87
34	11.67	14.32	17.70	11.22	13.77	17.10
35	11.81	14.49	17.91	11.36	13.95	17.33
36	11.94	14.65	18.12	11.50	14.13	17.55

注：表中的数值来源于《中国儿童生长参照标准（2005）》

附录2

0～3岁中国正常儿童身长发育标准

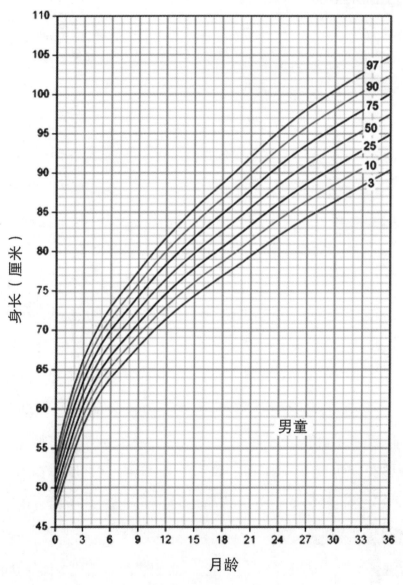

0～3岁中国男童的身长曲线图

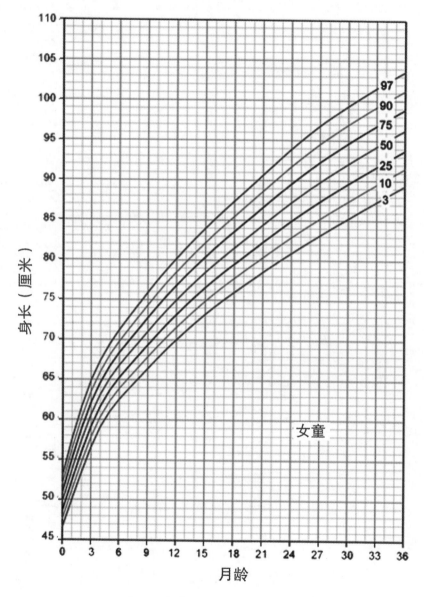

0～3岁中国女童的身长曲线图

0～3岁正常儿童身长参考标准（厘米）

年龄（月）	男童			女童		
	下限值	平均值	上限值	下限值	平均值	上限值
0	47.1	50.4	53.8	46.6	49.7	53.0
1	51.0	54.8	58.8	50.0	53.7	57.5
2	54.6	58.7	63.0	53.4	57.4	61.6
3	57.7	62.0	66.3	56.5	60.6	64.9
4	60.3	64.6	69.0	59.1	63.1	67.4
5	62.4	66.7	71.2	61.0	65.2	69.5
6	64.0	68.4	73.0	62.5	66.8	71.2
7	65.3	69.8	74.5	63.8	68.2	72.8
8	66.6	71.2	76.0	65.1	69.6	74.3
9	67.9	72.6	77.5	66.4	71.0	75.9
10	69.2	74.0	79.0	67.6	72.4	77.4
11	70.4	75.3	80.4	68.9	73.7	78.8
12	71.5	76.5	81.8	70.0	75.0	80.2
13	72.5	77.7	83.1	71.1	76.2	81.5
14	73.5	78.8	84.3	72.2	77.3	82.7
15	74.4	79.8	85.4	73.2	78.5	84.0
16	75.3	80.8	86.6	74.2	79.5	85.1
17	76.1	81.8	87.6	75.1	80.5	86.3
18	76.9	82.7	88.7	76.0	81.5	87.4
19	77.7	83.6	89.8	76.8	82.5	88.4
20	78.6	84.6	90.9	77.7	83.4	89.5
21	79.5	85.6	92.0	78.5	84.4	90.7
22	80.4	86.6	93.2	79.3	85.4	91.8
23	81.2	87.6	94.3	80.1	86.3	92.9
24	82.1	88.5	95.3	80.9	87.2	93.9
25	82.8	89.4	96.3	81.7	88.1	94.9
26	83.6	90.3	97.3	82.4	89.0	95.9
27	84.3	91.1	98.2	83.1	89.8	96.8
28	85.0	91.9	99.0	83.8	90.6	97.7
29	85.7	92.6	99.8	84.5	91.3	98.5
30	86.4	93.3	100.5	85.2	92.1	99.3
31	87.1	94.0	101.3	85.9	92.8	100.1
32	87.7	94.7	102.0	86.6	93.5	100.8
33	88.4	95.4	102.7	87.3	94.3	101.6
34	89.1	96.1	103.4	88.0	94.9	102.2
35	89.7	96.8	104.1	88.7	95.6	102.9
36	90.4	97.5	104.8	89.3	96.3	103.6

注：表中的数值来源于《中国儿童生长参照标准（2005）》

附录3

0～3岁中国正常儿童头围发育标准

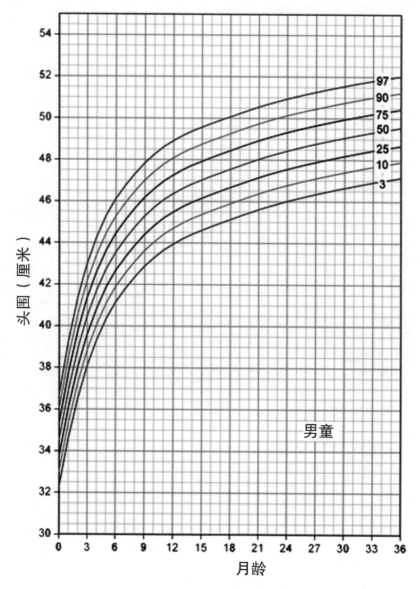

0～3岁中国男童的头围曲线图

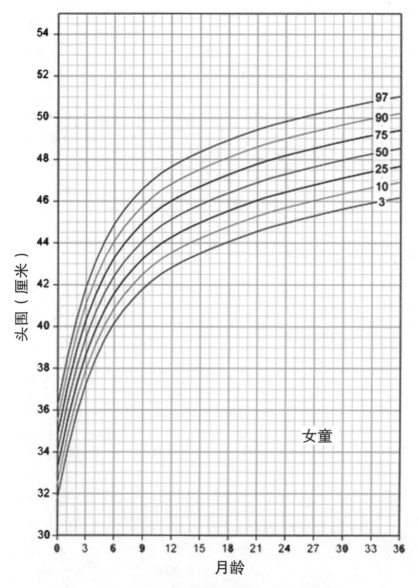

0～3岁中国女童的头围曲线图

0～3岁正常儿童头围参考标准（厘米）

年龄（月）	男童			女童		
	下限值	平均值	上限值	下限值	平均值	上限值
0	32.3	34.5	36.7	31.8	34.0	36.2
1	34.6	36.9	39.3	33.9	36.2	38.5
2	36.6	38.9	41.4	35.8	38.0	40.4
3	38.1	40.5	43.0	37.2	39.5	41.9
4	39.3	41.7	44.3	38.4	40.7	43.1
5	40.4	42.7	45.3	39.4	41.6	44.1
6	41.2	43.6	46.1	40.2	42.4	44.9
7	41.8	44.2	46.8	40.8	43.1	45.6
8	42.4	44.8	47.3	41.3	43.6	46.1
9	42.9	45.3	47.8	41.8	44.1	46.6
10	43.3	45.7	48.3	42.2	44.5	47.0
11	43.7	46.1	48.6	42.6	44.9	47.4
12	43.9	46.4	48.9	42.8	45.1	47.7
13	44.2	46.6	49.2	43.1	45.4	47.9
14	44.4	46.8	49.4	43.3	45.6	48.2
15	44.6	47.0	49.6	43.5	45.8	48.4
16	44.8	47.2	49.7	43.7	46.0	48.6
17	45.0	47.4	49.9	43.9	46.2	48.8
18	45.1	47.6	50.1	44.1	46.4	48.9
19	45.3	47.7	50.2	44.2	46.6	49.1
20	45.5	47.9	50.4	44.4	46.7	49.3
21	45.6	48.0	50.5	44.6	46.9	49.4
22	45.8	48.2	50.7	44.7	47.1	49.6
23	45.9	48.3	50.8	44.8	47.2	49.7
24	46.0	48.4	50.9	45.0	47.3	49.8
25	46.1	48.6	51.1	45.1	47.4	49.9
26	46.2	48.7	51.2	45.2	47.5	50.1
27	46.4	48.8	51.3	45.3	47.7	50.2
28	46.5	48.9	51.4	45.4	47.8	50.3
29	46.6	49.0	51.5	45.5	47.9	50.4
30	46.7	49.1	51.6	45.6	48.0	50.5
31	46.7	49.2	51.6	45.7	48.1	50.6
32	46.8	49.2	51.7	45.8	48.2	50.7
33	46.9	49.3	51.8	45.9	48.3	50.8
34	47.0	49.4	51.9	46.0	48.4	50.9
35	47.1	49.5	52.0	46.1	48.5	51.0
36	47.1	49.6	52.0	46.2	48.5	51.0

注：表中的数值来源于《中国儿童生长参照标准（2005）》

索 引

致　谢

衷心向以下为本书的编写，曾先后参加过协作研究、提供科研资料的96个单位、268位做出积极贡献的医学工作者表示感谢！

1.北京协和医院：王丹华、丁国芳、庞汝彦、王慧敏、徐德川、孙金涛、于桂兰、赵燕曼、奚静华、王秦梅、郭异珍、赵萍、董梅、吕昆贤

2.首都儿科研究所：孙淑英、张家健、彭秀红

3.天津市儿童保健所：杨丽莉、顾红娟、常迈莉

4.清华大学第一附属医院：虞人杰、郑直、曹绪梅

5.湖南医科大学附一院：张宝林

6.青岛医学院附院：魏书珍、姜红、张永红

7.广州红十字会医院：袁锦霞

8.北京大学第三医院：赵凤临、李松、王雪梅、张文丽

9.北京妇产医院：张巍、马雅玲、鲁晓红、于颖

10.哈尔滨医科大学第二附属医院：薛维臣

11.天津市儿童医院：李文茹

12.华西医科大学第一附属医院：姚裕家、王朝晖

13.无锡市妇幼保健院：郭俊良、孙雪芳、周勤、米敏敏、蒋新液

14.北京大学第一医院：周丛乐、侯新琳、周燕霞、刘云峰、于果

15.首都医科大学：李丽霞、顾溪、陈文安

16.北京方庄第一医院：阎国华、刘萍、王文敏、向蓉、李含硕、马军霞

17.北京宣武医院：周晓华

18.北京展览路医院：沈宝珠

19.北京大学第二医院：柴树伟

20.广州中山医科大学附一院：陈东平、庄思齐

21.福建省妇幼保健院：张尔良、陈珠兰

22.广州市妇婴医院：李桦、郑惠童、肖华、宋燕燕、刘倩筠、吴志华、朱丽莎

23.沈阳中国医科大学附属二、三院：高国瑛、韩玉昆

24.青岛市儿童医院：单若冰、于海青、张玉华、仇丽华

25.南京儿童医院：周晓玉、陈大庆

26.四川省人民医院：陈昌辉

27.苏州市妇幼保健院：祁静安

28.苏州市汶浪区妇幼保健站：黄戍生

29.湖南省妇幼保健院：赵三民、张建华

30.山东医科大学附属医院：孙若鹏

31.贵阳市妇幼保健院：贾平、关福琴

32.上海市国际和平妇婴保健院：阮福棣、陈惠英

33.广州铁路医院：戚美英

34.山西医学院第一附属医院：常桂珍

35.山西省人民医院：王引璋

36.大连市妇幼保健院：董海燕、李爱荣、童雪涛、蔡丽杰、苏诒英、曲文军

37.珠海市妇幼保健院：张泓、李京、曾素萍、梁晓红、陈一丹、吴红媛、林少虹

38.郑州市妇幼保健院：于风琴、张家洁、王爱萍

39.新密市妇幼保健院：闫桂芳、李长卿、陈青琴

40.复旦大学儿科医院：邵肖梅、张旭东、陆春梅

41.沧州市人民医院：李建英、李桂芳、万守贞

42.九江市妇幼保健院：孟群、骆霞、赵丽芳、张菊玲、周小芬、黄肇华

43.深圳市妇幼保健院：刘世新、江雯、薛红

44.广西壮族自治区妇幼保健院：林娜娜、班彩霞、黄玲

45.佛山市妇幼保健院：俞红、余新、麦丽珊、孙亚莲、张毅

46.昆明医学院第一附属医院：马婉君、梁琨、贺湘英

47.北京中西医结合医院：汪云、吕翠华、白琳

48.北京大学人民医院：曾超美、刘捷

49.上海长宁区妇幼保健院：顾日萍、汪洁云

50.西安交大二院：李瑞林、郭亚东、青宝莉

51.北京海淀区妇幼保健院：单晋萍、闫琦、庞江帆

52.保定市妇幼保健院：郝亚平、许汝钗、芦会兰

53.北京垂杨柳医院：李建新、于海梅、王晓晖

54.安徽医科大学第一附属医院：唐久来、刘维民、张健、芦玮玮

55.青岛市第八人民医院：邢琳

56.陕西省妇幼保健院：赵凤盈、韩克菲

57.北京怀柔区妇幼保健院：穆凤霞

58.北京顺义区妇幼保健院：陈彤颖

59.北京市第六人民医院：熊惠娟、林义清

60.中山市妇幼保健院：高建慧、何淑华

61.柳州市妇幼保健院：李红辉、犁宁真

62.郑州市儿童医院：焦敏、方轾锋

63.江西省妇幼保健院：徐萍、何仕劼、谭玮

64.西安市儿童医院：陈燕妮、黄燕霞、邵冬冬、张婕、贺莉

65.厦门市妇幼保健院：江瑞芬、刘文龙

66.中国优生优育协会实验基地宝篮贝贝儿童早期发展中心：刘维民、李月萍、马燕茹、云爱玲、赵冬梅、王燕妮、张军

67.中国疾病控制中心妇幼保健中心：王惠珊、黄小娜

68.山东济南市妇幼保健院：郝素媛、袁欣

69.厦门市妇幼保健院：彭桂兰、蔡淑英、王真真

70.新疆伊犁州妇幼保健院：林文玉、热依拉木·玉山江

71.江苏扬州市妇幼保健院：魏蓉美、何晓燕、于伟平

72.重庆市妇幼保健院：文静、赵研、王念蓉

73.山东大学齐鲁儿童医院儿保科：李玲、冯冰、赵冬梅

74.深圳市龙岗区妇幼保健院：任路忠、李慧丽、钱刚

75. 温州医科大学附属第二医院：陈翔、林振浪、梁莉丹

76. 秦皇岛妇幼保健院：高彩云、王冬梅、刘一凡

77. 郑州大学第二附属医院：鲍茹、宋红、宋焕清

78. 河北省沧州市中心医院新生儿科：单晨菲、肖敏、郭香芝

79. 南京市妇幼保健院：童梅玲、池霞、洪琴

80. 湖南娄底市中心医院：邓永红、刘照辉

81. 聊城市妇幼保健院：张燕、齐云红、贾惠东

82. 四川达州中心医院：雷克竞、李永佳

83. 昆明医学院第一附属医院儿科：梁琨、纳玉辉

84. 温州市第三人民医院：叶雯、虞晓琼、桂敏

85. 云南省玉溪市儿童医院：白磊、陈雯、周云华

86. 贵州省人民医院：陈蓉、姚仁芬、陈道芬

87. 连云港市妇幼保健院：卢云、王艳娟

88. 江苏省徐州市第一人民医院：刘淑华、王红兵、董雪萍

89. 甘肃省妇幼保健院：何莉、李佳樾、焦晓燕

90. 石家庄市妇幼保健院：陈丽雯、吕小静、沈丽娟

91. 海口市妇幼保健院：林尧、黄丽红

92. 四川成都市成华区人民医院：尚佳、陈姝、任露

93. 山东诸城妇幼保健院：张明、董春萍、赵永琴

94. 黑龙江省小儿脑性瘫痪防治疗育中心：李晓捷

95. 中国康复研究中心附属博爱医院：吴卫红

96. 北京友谊医院：任世光

并向郭迪、金汉珍、秦振庭、籍孝诚、黄德珉、林传家、左启华、孟昭兰、胡莹媛等教授的指导、帮助和支持表示诚挚的谢意！